DONNADIEU

Life

dam Bébé

EDITION

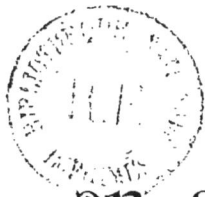

Pour lire
en attendant Bébé

Pour lire
en attendant Bébé

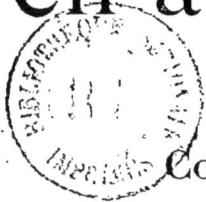

Conseils aux Jeunes Mères

OUVRAGE RÉCOMPENSÉ PAR L'ACADÉMIE DE MÉDECINE
Mention très honorable (Prix VERNOIS 1903)

Par J. DONNADIEU

DOCTEUR EN MÉDECINE DE LA FACULTÉ DE PARIS
MÉDECIN-MAJOR DE 2ᵉ CLASSE
OFFICIER D'ACADÉMIE

Avec Préface du Professeur P. BUDIN

« La seule partie utile de la
« médecine est l'hygiène; encore
« l'hygiène est-elle moins une
« science qu'une vertu. »
J.-J. ROUSSEAU *(L'Emile)*

DEUXIÈME ÉDITION REVUE ET AUGMENTÉE

PARIS
A. MALOINE, ÉDITEUR
23-25, RUE DE L'ÉCOLE-DE-MÉDECINE, 23-25

1905

AVERTISSEMENT DE L'AUTEUR

———

Bien des confrères, des maîtres même, ont traité fort savamment avant moi le sujet que j'aborde aujourd'hui.

A ceux qui s'étonnent de mon choix, je rappellerai que l'armée ne se compose pas seulement des jeunes hommes de dix-huit à vingt-cinq ans, sujets à toutes les maladies des enfants, mais encore de nombreuses familles d'officiers, sous-officiers, gendarmes, ouvriers militaires, qui veulent bien nous admettre auprès de leurs berceaux.

J'ai essayé sous une forme moins scientifique que pratique de mettre au service des jeunes mamans les réflexions suggérées par quatorze années de pratique médicale dans un milieu où le prestige de l'uniforme rehausse les titres scientifiques et nous vaut une confiance plus absolue, confiance sans laquelle on ne peut faire ni clinique, ni thérapeutique, ni hygiène.

En outre, un stage de cinq années en

Algérie, au milieu d'une population cos-
mopolite, habituée à ne recevoir des soins
que des seuls médecins militaires, m'a fait
voir de près le mal causé par l'ignorance
et la routine, et aussi le bien qu'on peut
faire aux pauvres et aux humbles quand
on est convaincu que l'intérêt qu'on leur
porte finit toujours par être compris et
accepté.

A mon maître et ami le docteur Bon-
nery, médecin-major de 1re classe, je dé-
die ce livre : s'il y retrouve quelques idées
émises par lui au cours de ses causeries,
il s'en réjouira, en constatant que ses paroles n'ont pas été perdues dans le vent.

PRÉFACE

Instruire en amusant, tel est le but que certainement s'est proposé l'auteur. Il a pleinement réussi, car rien n'est plus intéressant que ce volume du Dr Donnadieu. Et les questions qu'il aborde, sous une forme légère en apparence, sont cependant très importantes pour l'avenir de notre pays.

Tandis que partout, en Europe, le nombre des habitants augmente, en France la natalité n'est plus guère aujourd'hui supérieure à la mortalité, et le chiffre de notre population tend à rester stationnaire. Or, s'il n'est pas facile de favoriser l'accroissement de la natalité, on peut tout au moins combattre la mortalité infantile qui est si considérable. La mauvaise direction de l'allaitement, la suralimentation, les préjugés de toutes sortes se réunissent contre le nouveau-né, être fragile qui succombe facilement.

On ne saurait donc trop encourager la lutte qui est entreprise de tous les côtés, à Paris et en Province, dans les villes et dans les campagnes. De nombreuses sociétés se forment pour protéger l'enfance et encourager l'allaitement maternel, des médecins fondent des consultations de nourrissons afin de pouvoir peser et surveiller les enfants, instruire et guider les mères; d'autres écrivent des brochures et des livres pour répandre les saines doctrines. M. le Dr Donnadieu est de ces derniers.

A tous ceux qui espèrent en la venue prochaine d'un enfant, nous ne saurions trop recommander ce petit volume : Pour lire en attendant Bébé ; *dans ces pages tout à fait vivantes, ils trouveront réunis l'utile et l'agréable.*

Pierre BUDIN.

INTRODUCTION

— —

Vers le milieu de votre grossesse, vous vous décidez à faire choix de l'accoucheur ou de l'accoucheuse qui doit vous assister, pour lui demander de s'assurer si la grossesse évolue normalement vers une heureuse terminaison, ce qui est la règle neuf cent quatre-vingt-dix-neuf fois sur mille. Vous éviterez ainsi, à peu près sûrement, les petites complications, qui ne sont rien lorsqu'elles sont prévues, car on peut facilement y remédier, mais qui deviennent très graves lorsque le médecin, appelé au dernier moment, se trouve en présence d'une marche vicieuse qu'il ne peut plus enrayer sans danger soit pour la mère, soit pour l'enfant. Il est aussi facile de prévenir qu'il est difficile de guérir. J'aurai souvent à vous répéter cette vérité au cours de nos causeries.

Vous ferez-vous assister par un médecin ou par une sage-femme ? Ma réponse de docteur en médecine, si elle était trop absolue, pourrait vous paraître intéressée et je me plais à reconnaître

qu'il y a des sages-femmes fort habiles dans leur
art et dignes de vous inspirer confiance, c'est à
vous de bien choisir et d'avoir la main heureuse.
Mais, ce que je vous conseille fort de ne pas faire,
c'est de vous mettre entre les mains d'une ma-
trone qui n'a appris son métier qu'aux dépens
de ses clientes sans jamais avoir ouvert un livre
ou fréquenté un hôpital.

Supposons que vous m'ayez confié le soin d'accompagner bébé pour faire son entrée dans le
monde Je viens vous faire une première visite
pendant laquelle je vais essayer de vous apprendre votre métier de future maman.

POUR LIRE EN ATTENDANT BÉBÉ

PREMIÈRE VISITE

Développement de l'enfant avant sa naissance. — Manière de vivre, de s'habiller de la mère. — Qui doit nourrir un enfant? Sa mère. — La meilleure nourrice mercenaire ne vaut rien comparée à la mère. — Préjudice matériel et préjudice moral envers votre enfant et celui de la nourrice. — De la montée du lait. — Une femme peut donner son lait à deux enfants.

Ce bébé qui est en route remplit toute votre vie. Vos pensées, vos rêves sont pleins de lui, qui n'est pas encore. Vous le désirez le plus beau, le plus fort des bébés présents, passés et futurs.

N'y a-t-il pas un moyen pratique pour aider la nature dans la réalisation d'un désir si légitime? Si, ce moyen existe, il est des plus simples : mener une vie large, tranquille, dans un repos moral et physique complet.

Si vous êtes des heureux de ce monde, des privilégiés de la fortune, je n'ai pas à me préoc-

1

cuper de votre existence matérielle, votre appétit, redoublé dans la circonstance, vous sera le
conseiller et le guide le plus sûr, vous n'aurez
qu'à le satisfaire sans tenir compte des préjugés qui exaltent les vertus de certains aliments,
au détriment de certains autres.

Mais ce que vous vous garderez bien de satisfaire, ce sont les caprices de la mode ou les ser-
vitudes des obligations mondaines. Ne croyez
pas qu'un corset, même modérément serré,
contribuera à vous conserver pour plus tard
la finesse de votre taille. Erreur ! Comprimés
entre la poussée intérieure et la pression du
corset, les muscles de l'abdomen perdent une
partie de leur vitalité, c'est-à-dire de leur élasticité, élasticité dont ils ont besoin, une fois la
crise de la maternité passée, pour reprendre
d'eux-mêmes leur forme antérieure.

Laissez faire la nature, elle a des ressources
inconnues mais certaines pour arriver à ses
fins, et chaque fois que vous voudrez l'aider,
vous ne ferez que la contrarier.

Dans des vêtements amples, flottants, vous
n'exercerez aucune pression autour de votre
taille ni de votre poitrine, et vous n'aurez pas
à vous reprocher ces positions vicieuses de
l'enfant, gêné dans son développement, positions qui peuvent être des complications redoutables de l'accouchement.

Sous prétexte d'exercice, vous ne vous livrerez pas à des sports éreintants, et sous prétexte de devoirs mondains, vous ne courrez pas bals et théâtres, pour vous coucher à l'aube, après des soupers indigestes.

Cela ne veut pas dire que vous allez rester oisive et désœuvrée toute la journée, étendue sur une chaise longue, attentive à surveiller les petits malaises inhérents à votre état, et à les analyser pour vous en faire de gros dangers imaginaires.

Non, continuez à vivre de votre vie ordinaire, continuez à faire et à recevoir des visites, la marche est un exercice salutaire pour le maintien en bon état de votre organisme physique, et les causeries, les distractions de la vie mondaine ne pourront qu'influencer heureusement votre moral.

Si vous avez l'habitude de vous occuper des soins de votre ménage, continuez ces légers travaux quotidiens, mais prenez un aide pour les grosses besognes, n'économisez pas quelques sous aux dépens de votre santé, capital précieux, difficile à réparer si on laisse une brèche s'y produire.

Et vous, lectrice, qui contribuez de votre salaire à faire vivre toute une famille d'enfants et d'aïeux, nos conseils ne s'adressent pas à vous, mais à vous vont toutes nos sympathies, et nous souhaitons l'avenir prochain d'un état social où la future mère, largement rémunérée par l'Etat, comme une fonctionnaire sacrée, n'aura pas à se préoccuper du pain nécessaire à la maisonnée.

A Paris, ce souhait a déjà reçu un commencement de réalisation, et les mères indigentes trouvent des asiles protecteurs où elles peuvent attendre, sans frais, le jour où le travail leur sera de nouveau permis.

Ces asiles existeront dans la plus petite commune de France le jour où l'on comprendra qu'il est plus économique de dépenser quelque argent pour faire naître des enfants bien portants, que de construire des hôpitaux pour soigner des malades et perpétuer une race d'infirmes.

Au moment où je commençais à écrire mon opuscule, en septembre 1901, un Congrès de médecins spécialistes, réunis à Nantes, a émis le vœu suivant : « Toute femme enceinte a droit à l'assistance nécessaire pour se trouver dans les conditions hygiéniques indispensables pour elle et pour son enfant, dans les trois derniers mois de sa grossesse et le premier mois qui suivra son accouchement. »

Dans tous les milieux, ces réformes sont faciles à réaliser à très peu de frais ; les municipalités qui voudront s'y intéresser trouveront un guide parfait dans les arrêtés du maire de Villiers-le-Duc (Côte-d'Or), M. le Docteur Morel de Villiers.

L'œuvre de ce philanthrope se résume ainsi : de 1804 à 1893, la mortalité des enfants de 0 à 1 an, dans la commune de Villiers-le-Duc, a été de 22 % en moyenne ; *dans la période de 1893 à 1903, elle est tombée à zéro !*

. . . .

Plus l'avènement approche, plus le corps et l'esprit de la mère doivent être dans une absolue quiétude. C'est aussi le moment de redoubler de soins de propreté. Quelques bains généraux plus fréquents que d'habitude, et surtout une toilette intime minutieuse, répétée matin et soir, vous éviteront à vous et à votre enfant bien de petites indispositions et parfois des maladies graves, dont une terrible, l'ophtalmie, peut aveugler votre enfant dans moins de vingt-quatre heures. Mais nous en reparlerons dans une autre causerie.

. . . .

... Pendant que bébé est en route, s'agite autour de vous une grave question. Maman sera-t-elle nourrice ? N'écoutant que votre cœur et l'impulsion de la nature, vous êtes disposée à remplir jusqu'au bout votre devoir de mère. Autour de vous se forme un clan opposé à cette généreuse mais bien naturelle intention. Mada-

me votre mère est en tête de l'opposition : elle
a bien nourri, mais elle est d'un autre âge, elle
était robuste, tandis que sa fille est si malingre,
si faible, si nerveuse surtout. Lui faire nourrir
son enfant, c'est vouloir l'achever, elle a la
poitrine si faible !

Votre mari, peu préparé en général à son
nouveau rôle, sera plutôt porté à être de l'avis
de bonne maman (une fois n'est pas coutume).
Il a peur d'être accusé de ne pas aimer sa
femme, de lui marchander l'argent nécessaire
aux mois de nourrice. Vous êtes ébranlée dans
vos bonnes résolutions. Comment contrarier
les desseins des personnes qui vous aiment le
plus au monde, votre mère, votre mari ! Vous
pensez que, pendant dix-huit à vingt mois, vous
allez être bien esclave, plus de voyages, plus
de soirées, plus de sport ; et puis, Monsieur
est si délicat ! Continuera-t-il à vous aimer
autant, transformée en nounou ? Enfin, vous
vous laissez persuader volontiers que vous
feriez une mauvaise nourrice, et que bébé se
trouvera mieux du sein d'une inconnue mais
plantureuse commère. On se met à la recherche d'une professionnelle de l'allaitement, d'une
Remplaçante, et on lui achète son lait.

Faute et crime !

Faute envers vous et envers votre enfant,
crime envers l'enfant de la nourrice à qui vous
volez son lait !

Vous serez, Madame, la première punie, et cela dans votre santé. Supprimer brusquement la lactation après la maternité, c'est arrêter la nature dans un de ses développements les plus beaux et les plus réguliers. Que de femmes, après une ou deux grossesses non suivies d'allaitement, demeurent à jamais flétries, maladives, cassées pour ainsi dire !

Au contraire, combien ne voyons-nous pas de jeunes mères chétives se transformer et devenir de splendides et robustes créatures à la suite des fatigues de la lactation qu'on redoutait pour elles !

Faute envers votre enfant, qui ne trouvera pas, dans le meilleur lait de la meilleure des nourrices, l'aliment parfait que la nature lui avait préparé au sein de sa mère. Ses jeunes organes, formés, nourris et développés par le sang maternel, souffriront de recevoir une nourriture étrangère préparée pour un organisme parfois bien différent du sien.

Et nous supposons la nourrice parfaite, c'est-à-dire pourvue de lait, sobre, honnête, s'intéressant à son nourrisson; mais combien peu répondent à cette perfection ! Des nourrices qui n'ont pas de lait, le fait se présente tous les jours. N'a-t-on pas vu une plantureuse nounou élever un enfant avec un seul sein, l'autre ayant disparu à la suite d'un abcès qui

l'avait complètement vidé? Les parents du
nourrisson ne s'aperçurent de cette absence
qu'après plusieurs mois.

Beaucoup de nourrices arrivent en place
avec des apparences et des réalités suffisantes :
le médecin de la famille qui les examine les
déclare bonnes pour le service. Après quelques
jours, l'enfant qu'on leur a confié dépérit et
tombe malade si on n'intervient pas à temps.
Que s'est-il passé? Tout simplement ceci : le
lait a diminué de moitié ou a perdu ses qualités nutritives. Cela s'explique le plus naturellement du monde par des causes morales et
physiques.

Cette nourrice, quel que soit son désir de
gagner de l'or, ne peut oublier qu'elle a abandonné chez elle son enfant, son mari ; elle
languit et dépérit. Chez elle, non seulement
elle s'occupait de son enfant, de son ménage,
mais encore de ses bêtes, de son lopin de terre ;
chez la bourgeoise, elle ne fait œuvre de ses
dix doigts : c'est l'inaction obligatoire. Elle a
quitté la campagne pour la ville, et, si elle y
trouve plus de confortable, il lui manque l'air
pur, la lumière du soleil; c'est une plante
transplantée sur un sol étranger. Parfois, ce
sol est trop riche, et ici je parle de la table
bourgeoise abondamment servie de viandes et
de vin généreux, dont on gave la campagnarde

nourrie jusqu'alors de bonne soupe, de féculents et d'eau claire.

Il n'en faut pas davantage pour que sa fabrique de lait soit tarie dans sa source ; elle faisait du lait avec des aliments rustiques mais qui convenaient à son organisme, elle ne saurait en faire pareillement avec des aliments plus riches qu'elle s'assimile mal.

A votre insu, malgré la surveillance la plus active, elle cherchera et trouvera le moyen de calmer les cris de l'enfant, heureux encore si elle ne va pas jusqu'à lui administrer la nuit des infusions de pavot.

Supposons que tout aille pour le mieux, nourrice et nourrisson s'accordent parfaitement et leur santé est des plus prospères. Arrive une dépêche annonçant à la nounou que son enfant laissé au pays est très malade, souvent il est mort. Par le plus prochain train la nourrice s'en va pour ne plus revenir, et vous voilà de nouveau à la recherche d'un autre lait pour votre enfant. Etant pressée, vous vous montrerez moins difficile, et la nouvelle venue, exigeante, malpropre et coureuse, vous fera regretter, mais trop tard, de n'avoir pas su vous passer de ces soins mercenaires.

En évoquant la maladie et la mort de l'enfant de la nourrice, je suis amené à vous expliquer le gros mot de crime que j'ai écrit quelques lignes plus haut.

N'est-ce pas un crime en effet de voler ou d'acheter, les mots ne font rien à la chose, d'acheter le lait du pauvre innocent qui peut-être jamais plus dans sa vie ne pourra satisfaire sa faim ? Si les femelles des animaux parlaient encore, comme au temps du bon Fabuliste, elles se féliciteraient entre elles de ne point avoir acquis notre degré de civilisation, et chaque ourse lécherait et allaiterait avec plus d'amour ses petits oursons.

La poignée d'or que vous donnerez en échange ne saurait entrer en compte avec le dommage que vous causerez au petit déshérité. Trop souvent, et je ne citerai pas de chiffres, car ils seraient au-dessous de la réalité, trop souvent, c'est une condamnation à mort pour le pauvre malheureux. Vous êtes-vous jamais demandé, Madame, ce que devenait l'enfant dont vous achetez le lait pour nourrir le vôtre ? Cet enfant est laissé à la garde soit des vieux parents, soit de nourrices sèches, qui, dans certains pays, exercent la profession de gardeuses d'enfants. Dans l'un et l'autre cas, cet enfant de quelques mois à peine recevra la nourriture la plus grossière. Le lait de vache, se vendant toujours sous forme de lait ou de beurre, constituerait pour lui une nourriture de luxe : il sera admis à la table commune. Pendant les premiers jours, ce régime lui plaît, il engraisse même rapidement, puis on s'aperçoit que le ventre seul grossit, que les membres deviennent grêles, se fondent pour ainsi dire, la diarrhée s'établit, et, comme rien n'est fait pour l'arrêter, une entérite suraiguë emporte l'enfant avant qu'on ait songé à rappeler la mère.

Voilà votre œuvre, Madame, voilà à quel destin vous condamnez l'enfant dont la mère vous vend son lait.

Rien ne vous autorise à passer ce contrat, ni la loi naturelle, ni la loi humaine bien interprétée.

La loi naturelle vous ordonne qu'ayant fait un enfant qui ne demandait pas à venir au monde tout seul, vous continuiez à le nourrir de votre lait, comme font toutes les bêtes de la création. La femme est la seule à laquelle il faut parfois rappeler qu'elle doit allaiter son petit. De quel droit lui refusez-vous ce lait qui lui appartient ? Car enfin ce lait qui est dans votre sein, il n'est pas à vous, il est à votre enfant, c'est un dépôt que la nature vous a confié pour le restituer peu à peu à son légitime propriétaire.

Supposez que vous soyez tutrice d'une fortune laissée à votre enfant par son père ou une

autre personne, vous trouvez tout naturel de
lui conserver son bien, de le faire fructifier
et de le lui rendre intact au jour de sa majo-
rité. Et vous vous arrogeriez le droit de le
frustrer de son droit le plus absolu, de son
droit à l'alimentation dès sa naissance !

Vous lui achetez à la place, me direz-vous,
le lait d'une autre femme. Mais ce lait n'appartient pas plus à cette femme que votre lait ne
vous appartient, il appartient au petit de cette
femme. Si vous contractez ce marché, vous
commettez un délit prévu par les lois humai-
nes, qui ne sont que la sanction écrite de la
loi naturelle. Vous devriez être poursuivie
comme recéleuse, car est qualifiée ainsi toute
personne qui achète à une autre personne un
objet quelconque, sachant que cet objet ne
lui appartient pas.

Heureusement qu'à côté de ces mères déna-
turées qu'il faut rappeler à l'accomplissement
de leurs devoirs les plus sacrés, il en est dont
l'héroïsme dans l'abnégation d'elles-mêmes
prouve qu'il y a une grâce d'état pour celles
qui se donnent sans compter à leurs enfants.

Une de mes clientes, jeune femme de vingt-
cinq ans, des plus malingres, retenue dans son
lit pendant trois mois pour une affection
pleuro-pulmonaire ayant fait craindre un
dénouement fatal à plusieurs reprises, devient

enceinte peu après, et nourrit elle-même, en s'aidant du biberon à partir du quatrième mois seulement, un bébé aujourd'hui âgé de vingt mois et qui fait l'admiration de tous ceux qui le connaissent. La maman n'est certes pas devenue un colosse, mais sa poitrine soigneusement observée et contrôlée ne présente plus aucune trace de sa pleuro-pneumonie.

Ayant fait appel à votre amour maternel, à vos sentiments de justice, il ne me reste plus qu'à invoquer vos sentiments religieux, s'il vous en reste autre part qu'au bout des lèvres.

Dieu, sous quelque forme que vous l'adoriez, que ce soit suivant le rite romain, anglican, calviniste, grec, orthodoxe, israélite, mahométan ou bouddhiste, vous a donné deux seins pour faire téter vos enfants, et non pour garnir votre corset ou pour les exhiber à la lumière des lustres !

Doublement coupable est la mère qui confie son enfant à nourrir hors de chez elle, dans la propre famille de la nourrice. Dans ce cas, malgré les protestations intéressées de la nourrice, soyez sûre que, dès que vous aurez tourné le dos, votre enfant deviendra le petit étranger, le petit intrus. A lui les seins vides, les soupes indigestes, à lui les rebuffades, le linge sale et les vêtements en guenilles, pendant que son frère de lait, le vrai propriétaire, se gorge joyeusement de son propre bien, s'attife de la lingerie du petit bourgeois et accapare les soins et les caresses de sa mère. Et ceci, Madame, est bien naturel, convenez-en avec moi, vous ne voudriez pas que, pour vos deux ou trois louis par mois, une malheureuse mère aimât votre enfant plus que le sien.

C'est donc la misère, la saleté, l'alimentation prématurée, la diarrhée et l'entérite qui guettent votre enfant, quand vous croyez lui avoir acheté un lait généreux, de l'air pur et du gai soleil.

Le fait suivant, qui vient d'être observé par mon excellent ami le docteur Charles Bouissière, vaut la peine d'être rapporté tout au long. Un de ses clients vient le prier de l'accompagner dans la banlieue, chez une nourrice qui refuse de lui rendre son propre enfant sans faire constater son bon état de santé par son médecin. Or, cet enfant, âgé de trois mois, était réduit à l'état squelettique ; on trouve dans ses langes des matières dures et colorées comme celles d'un adulte, et, en présence du père et du docteur, il rend une gorgée de soupe avec un morceau de feuille de chou aussi fraîche que sortant de la marmite.

Et cependant il y a des médecins chargés de l'inspection des enfants en nourrice, mais ils ne peuvent pas tout voir, en voilà une preuve.

Nous ne parlerons que pour mémoire des substitutions d'enfants, qui paraissent du domaine du drame et du roman feuilleton, mais qui cependant ont eu lieu plusieurs fois dans la vie réelle.

Un cas peut se présenter où une femme peut vendre son lait, c'est lorsqu'elle a eu le malheur de perdre son enfant en très bas âge. Pareillement il peut arriver qu'une jeune mère succombe en donnant le jour à son enfant ; rien de plus logique, de plus raisonnable, de plus moral que l'allaitement payé de cet orphelin par cette mère malheureuse et pauvre.

Quelques mamans, fort désireuses de nourrir leur bébé, s'affolent parce que, dès sa naissance, le lait ne coule pas à flots de leurs seins. Tranquillisez-vous, Madame, la montée du lait se fait en général plusieurs heures après l'accouchement, mais elle n'est sensible, réellement apparente, que dans le courant de la troisième journée. Vous aurez donc un peu de patience ; même s'il vous semblait que vous avez peu de lait, ne désespérez pas trop vite de pouvoir nourrir votre enfant.

Si les pesées méthodiques vous indiquent que le poids de votre enfant n'augmente pas comme il devrait, avant de vous décider à prendre une nourrice, moyen extrême, vous vous aiderez d'un peu de lait de vache. Chaque fois que l'enfant aura pris le sein et l'aura vidé, vous lui donnerez un petit biberon en supplément. Le mélange des deux laits est excellent, contrairement à un préjugé très répandu ; votre lait servira de digestif au lait de vache. Pour peu que vous en ayez, vous ne le laisserez pas se tarir, vous continuerez à faire fonctionner votre glande, et un beau jour vos seins deviendront plus gros, plus durs, et le lait en coulera suffisant pour nourrir votre enfant à vous seule.

Je ne vous promets pas qu'il en sera toujours ainsi, mais souvent on a vu la sécrétion lactée s'établir très tardivement, plusieurs semaines après l'accouchement. Il est même certain que des femmes, ayant cessé de nourrir depuis plusieurs mois, ont vu leur lait revenir abondant, sous la seule influence de quelques tétées vigoureuses pratiquées par des nourrissons ou même de grandes personnes.

Enfin, quoi que vous ayez fait, votre lait a disparu complètement ; c'est le moment de prendre une Remplaçante. Si le hasard veut que l'on trouve une nourrice qui ait perdu son enfant, l'affaire est bien simple : celle-ci sera heureuse d'avoir son pain assuré pendant quelques mois et de reporter ses caresses, son affection sur un autre nourrisson. Mais il n'arrive pas tous les jours, heureusement, qu'une mère perde son enfant juste à point pour en allaiter un autre. C'est donc à une nourrice dont l'enfant réclamerait encore le lait que vous allez vous adresser.

Pour vous empêcher de commettre une trop mauvaise action, je vais vous proposer une combinaison qui va d'abord vous effrayer, bouleverser vos idées préconçues, choquer vos préjugés. Il ne s'agit de rien moins que d'admettre à votre foyer l'enfant de votre nourrice, pour qu'il partage avec le vôtre le lait de sa mère.

Je ne reviendrai pas sur le préjudice moral et matériel que vous causeriez à cet enfant en le privant du lait de sa mère. Je me suis assez longuement étendu sur ce sujet, avec l'espoir, non de vous faire partager complètement mes convictions, mais d'ébranler un peu les vôtres, sur la moralité du fait qui consiste à acheter à une personne, la mère, une denrée qui appartient à une autre personne, l'enfant.

C'est dans votre propre intérêt et dans celui de votre enfant que je vous propose cet accommodement, qui a l'air d'un marché de dupe. Je m'explique. La nourrice est installée chez vous avec son propre enfant. Allez-vous la laisser libre de donner à sa fantaisie son sein aux deux nourrissons ? Non, c'est ici que vous intervenez avec les droits que vous donne votre marché, puisque ce marché est encore légal. Admettez avec moi, ce qui est vrai scientifiquement, que la nourrice a, dans ses seins, plus de lait qu'il n'en faut à votre enfant, le sien étant en général plus âgé et la sécrétion lactée chez la mère correspondant à l'âge de son enfant et non à l'âge du vôtre ; c'est ce plus de lait que vous abandonnerez à son enfant, en deux ou trois tétées par jour, suivant que la balance méthodiquement employée vous assurera du développement régulier de votre propre enfant. Il lui faut assez de lait, mais pas trop, sans cela il aura des troubles digestifs et la suralimentation lui sera plus nuisible qu'utile.

L'enfant de la nounou, lui, n'aura pas assez avec ce plus de lait inutile au vôtre ; vous ferez compléter sa nourriture par du bon lait de vache ou de chèvre, peu importe la bête, pourvu que le lait soit sain et pur.

Cet allaitement mixte sera pour lui autrement bienfaisant que le gavage précoce qu'il aurait subi loin de sa mère. Les chances de maladie se trouveront bien réduites, vous aurez conservé un enfant à sa mère, à sa patrie, un homme marqué peut-être pour les plus hautes destinées, et à coup sûr à votre fils un ami fidèle, toujours prêt à le traiter comme un frère plus jeune que l'on doit protéger.

Autre considération qui a bien son importance pour la santé de votre bébé. Sa nounou, tranquille sur le sort de son enfant, ne songera plus à vous quitter brusquement, pour ne plus revenir, à l'annonce d'une maladie grave ou de la mort de son enfant, laissant le vôtre dans une crise de dentition ou au milieu d'une indisposition passagère. Mettre une dent, ce n'est rien pour un enfant bien nourri au sein, ça peut être la mort par entérite aiguë pour un enfant sevré brusquement et condamné à l'allaitement artificiel.

La morale et l'intérêt se trouvent donc, par un rare et heureux hasard, être d'accord dans l'arrangement que je vous propose ; et remarquez que vous n'aurez pas toujours à supporter les petits ennuis qui pourraient découler de la présence d'un deuxième enfant sous votre toit.

Si vous avez soin de choisir la nourrice dans la ville ou l'agglomération que vous habitez, rien ne s'oppose à ce que son enfant reste chez elle. Deux, trois fois par jour, son enfant lui sera apporté chez vous, ou même elle ira l'allaiter chez elle et vous aurez tous les bénéfices de cette combinaison, sans en avoir le moindre inconvénient. Voilà ma combinaison, qui n'est en somme pas aussi révolutionnaire qu'elle le paraissait au pemier abord.

Ce fait de donner deux nourrissons à une même femme peut paraître une nouveauté dans la clientèle bourgeoise, mais dans les hôpitaux d'accouchées, dans les maternités, c'est une pratique déjà ancienne, et il n'est pas rare de voir une nourrice donner le sein à deux, trois nourrissons à la fois, surtout tant que ces nourrissons sont très jeunes. On a même remarqué que plus une femme donnait son sein, plus le lait devenait abondant ; cela n'a étonné personne, car une loi vitale ancienne comme le monde nous a depuis longtemps appris qu'un organe se développe en fonctionnant. La mamelle de la nourrice s'entraîne à sécréter du lait, comme le jarret du coureur s'entraîne à la course, comme le biceps se développe chez le gymnaste.

DEUXIÈME VISITE

Allaitement au sein. — Préparation des mamelons. —
Que donner à l'enfant qui vient de naître? Rien autre
que le lait de sa mère. — Réglage des heures des tétées.
— Enfants paresseux. — Enfants gloutons qui vomissent.

A peine vous ai-je fait entrevoir l'immora-
lité qu'il y aurait à ne pas nourrir votre enfant,
à priver un autre enfant du lait de sa mère,
vous n'avez plus hésité, et vous êtes résolue à
faire votre devoir de mère jusqu'au bout ; je
vais essayer de vous donner quelques conseils
pour le mener à bien.

La meilleure volonté du monde peut parfois
se trouver paralysée par un manque d'expérience ; je voudrais, Madame, vous prévenir
contre ce danger et vous préparer à faire matériellement une bonne nourrice.

Dès aujourd'hui, en attendant l'arrivée de
bébé, vous devez vous préoccuper de lui dresser la table. Il ne suffit pas de laisser la nature
accumuler dans l'organisme et dans les seins

une nourriture appropriée, il faut que bébé, avec ses faibles moyens, avec ses lèvres inhabiles, puisse se servir facilement.

En général, les mamelles se terminent, je ne vous apprends rien, par un plus petit monticule qu'on appelle mamelon et qui est destiné à être sucé par les lèvres de l'enfant. Mais, pour une cause ou pour une autre, et je chargerai volontiers le corset de ce nouveau méfait, il arrive que ce petit bout, insuffisamment développé, émerge à peine à la surface de la demi-sphère représentée par la mamelle gonflée de lait. Ce tronçon de mamelon échappe aux lèvres de l'enfant qui n'a pas encore assez de force pour opérer une vigoureuse succion, l'enfant s'énerve, crie, et, après quelques tentatives de ce genre, lassé d'être déçu dans son appétit, se détourne quand on l'approche du sein.

Savez-vous ce que l'on dit chez moi dans nos campagnes, lorsque se produit ce fait si simple : « on a enlevé la tétée à l'enfant. » C'est-à-dire qu'une personne qui a le mauvais œil lui a jeté un sort pour lui défendre de téter. Voilà ce que j'ai entendu des centaines de fois au déclin du XIXᵉ siècle.

Le bébé est inhabile et mécontent, la maman encore plus maladroite s'affole, se décourage, et dans l'entourage retentit le cri d'alarme :

« Vite une nourrice ! » On voulait une occasion, la voilà toute trouvée.

Vous éviterez ces ennuis, si, comme je vous l'ai dit plus haut, vous avez soin de mettre le couvert pour bébé, c'est-à-dire de lui préparer un mamelon facile à prendre et à garder entre les lèvres pendant les mouvements de succion. Pour cela, rien de plus simple. Le soir, une fois couchée, et le matin avant de vous lever, pendant quelques minutes, malaxez, pétrissez pour ainsi dire les mamelons entre vos doigts, en augmentant peu à peu la force et le temps employés. Vous arriverez rapidement à rendre le mamelon saillant, à le faire se dégager de la masse de la mamelle.

Le premier avantage de la formation du mamelon sera donc d'éviter à l'enfant de se trouver dans la situation de la cigogne invitée par le renard qui lui sert dans une assiette plate un brouet clair dont elle ne peut attraper miette. Mais il en découle un second avantage, qui n'est pas à dédaigner, car il est presque aussi important que le premier.

La mère qui se sera occupée de son mamelon pendant sa grossesse aura beaucoup de chances d'éviter les crevasses, les gerçures et les abcès du sein qui en sont la conséquence.

La peau ou épiderme qui recouvre le mamelon est, en général, d'une grande finesse. Que la sécrétion lactée s'établisse, que l'enfant tète ou essaye de téter, cette peau, dans un état d'humidité constante, s'éraille facilement à la moindre violence, et le derme mis à nu saigne dans la bouche de l'enfant, pendant que la mère, les larmes aux yeux, serre son mouchoir entre ses dents pour ne pas crier. Malgré sa bonne volonté, la douleur est trop forte, elle cesse de nourrir d'un sein, en attendant que la crevasse ou la gerçure soit cicatrisée, trop heureuse si, par cette petite porte ouverte, ne se glisse pas un ennemi redoutable, le microbe, qui va, dans la profondeur de la glande, faire éclore un abcès du sein. Du coup, la nourrice mercenaire, la Remplaçante, paraît être devenue inévitable, et la maman ne gardera de sa généreuse tentative qu'un sein privé de sa fonction, contrefait, et portant, soit la fine trace du bistouri, soit la hideuse cicatrice de l'abcès mûri et crevé sous le cataplasme.

Vous éviterez presque sûrement ces aléas du métier de nourrice, Madame, si vous vous préoccupez à temps de vos mamelons. Le massage digital que vous leur ferez subir pour les allonger, les étirer, les habituera peu à peu à des pressions de plus en plus rudes, leur épiderme se durcira, légèrement il est vrai, mais cependant d'une façon sensible, au contact de vos doigts, comme se durcit la paume des mains au contact du manche d'un outil, d'un instrument quelconque.

Pour augmenter ce durcissement de l'épiderme du mamelon, lotionnez tous les jours le bout des seins avec un tampon de coton hydrophile ou un bout de chiffon propre, imbibé d'eau de cologne coupée d'abord de moitié d'eau. Peu à peu vous diminuerez l'eau qui additionne l'eau de cologne et vous arriverez à vous servir d'eau de cologne pure. Il va sans dire que l'eau de cologne peut être remplacée par n'importe quel produit similaire ou par n'importe quel alcool de bouche, cognac, marc, calvados, etc...

Ainsi préparé, le mamelon résistera sans se détériorer aux lèvres avides du nourrisson, mais il faut continuer à l'entourer de soins, pour ne pas perdre le bénéfice de la patience que vous avez mise à le former.

Immédiatement avant et immédiatement après chaque tétée, vous lotionnerez le mamelon avec un tampon de coton hydrophile ou un bout de linge propre, trempé dans l'eau bouillie tiède.

Dans l'intervalle des tétées, vous recouvrirez les mamelons et les seins avec plusieurs doubles de linge propre, pour recueillir le lait qui s'en écoulera presque en permanence, surtout pendant les premiers mois.

Ces précautions vous paraîtront peut-être minutieuses, mais si, dans votre entourage, une parente, une amie a souffert de gerçures, de crevasses, interrogez-la sur ses souffrances et vous n'aurez qu'un désir, les éviter à tout prix. Et puis, en somme, est-ce un si grand souci de tenir propre la table de votre enfant? Dans quelques mois, quand il commencera à manger une soupe, un œuf, vous viendrait-il à l'idée de le faire manger dans une assiette sale?

Ignorante ou mal conseillée, vous avez négligé de prendre les précautions que je viens de vous indiquer. Le lait monte, bébé est affamé, mais le mamelon récalcitrant refuse de se montrer au-dessus du sein. Ne désespérez pas; avec un peu de patience, vous arriverez à lui donner une forme convenable. Essayez d'abord avec vos doigts de le pétrir, de l'étirer avant de le mettre dans la bouche de l'enfant, et qu'un premier insuccès ne vous décourage pas, revenez à la charge, employez-y tout votre temps, vous n'avez pas autre chose à faire.

Si vos doigts ne suffisent pas à mener à bien votre besogne, essayez d'une téterelle qui sera actionnée par quelqu'un de votre entourage. Une simple pipe à fourneau étroit peut vous rendre le même office; le fourneau de la pipe coiffant le mamelon, votre mari aspirera à travers le tuyau. Vous pouvez aussi confier votre sein à un enfant déjà âgé et habitué à téter vigoureusement. Mais vous ne sauriez être trop prudente dans le choix de cet enfant, qu'il ait cinq mois au moins, que vous le connaissiez bien, ainsi que ses parents, qu'il soit d'une santé parfaite, et surtout qu'il n'ait aucun bouton autour des lèvres ou dans la bouche.

Si cet enfant ne se trouve pas sous votre main, plutôt que de donner votre sein à un jeune chien, comme je l'ai vu faire bien souvent à la campagne, que votre mari, qu'un jeune frère, une jeune sœur, bravant un préjugé stupide, ne craignent pas le ridicule qui s'attache encore à cette action si simple en elle-même : porter les lèvres sur le sein d'une personne que l'on chérit. Quel mal y a-t-il à cela ? Le lait de femme n'est-il pas le meilleur entre tous ? N'est-il pas plus propre de boire au sein quelques gorgées de lait chaud, vivant, que de boire dans une tasse un liquide suspect sorti des mamelles d'une bête par une vachère aux mains douteuses, et recueilli dans des vases qui sentent plus souvent l'étable que la lessive ?

Et cependant, je dois l'avouer, chaque fois que j'ai proposé à une jeune maman de se faire téter par une personne de sa famille, je n'ai provoqué d'abord que des sourires, et ce n'est qu'après bien des hésitations et des tâtonnements que ma proposition était acceptée.

J'ai connu au 2ᵉ chasseurs d'Afrique un coquet brigadier qui, à l'âge de sept ou huit ans, ayant eu l'occasion de téter sa mère, était resté friand de lait de femme et recherchait toutes les occasions de satisfaire sa gourmandise. J'eus l'occasion de l'employer deux fois dans des familles de colons et de sous-officiers et tout le monde fut enchanté de ses services.

Quelquefois, la besogne paraît plus compliquée, le bout du sein manquant complètement, du moins en apparence. Pendant une période de manœuvres, j'étais logé dans une bonne famille de paysans dont une jeune femme allaitait un enfant de quelques semaines. Comme je ne manque jamais l'occasion de placer un bon conseil, même quand on ne me le demande pas, je m'enquis de la façon dont l'enfant était nourri. J'appris de la jeune mère qu'elle allaitait d'un seul sein, l'autre n'ayant pas de bout. M'étant fait montrer le sein accusé, je pus me rendre compte qu'il était calomnié. A première vue, la nourrice avait raison ; à la place du bout, le sein présentait une dépression, comme un nombril, mais il me fut très facile et en quelques instants de faire sortir du fond de ce nombril un petit bout de sein très bien conformé que l'enfant prit avec la plus grande facilité, habitué qu'il était déjà à prendre celui de l'autre côté. A partir de ce jour, la jeune femme allaita des deux seins.

Pendant les quatre ou cinq heures de repos absolu dont vous aurez besoin après votre accouchement, on donnera à bébé quelques cuillerées à café d'eau bouillie et sucrée, mais seulement s'il crie trop ; ce sera pour le calmer et non pour l'empêcher de mourir de faim, n'ayez aucune crainte à cet égard.

Dès le lendemain, vous mettrez sans plus tarder l'enfant au sein sans attendre la montée du lait. Il y a déjà dans les seins un liquide, qui n'est pas encore du lait complet et qui ne sort qu'en petite quantité, si on presse l'extrémité du mamelon. Ce liquide est doué de propriétés légèrement purgatives qui aident l'enfant à évacuer ces matières noires et épaisses comme de la poix, qu'il rend pendant un jour ou deux après sa naissance. En si petite quantité que soit ce liquide, il suffit au rôle que lui a dévolu la nature, et celle-ci n'a pas prévu les sirops laxatifs ou l'eau de fleur d'oranger dont on croit utile d'abreuver les nouveau-nés. Il faut que l'enfant tète ce liquide qui a été préparé exprès pour nettoyer son intestin ; la nature ne fait rien pour rien ; ne continuez donc pas à lui donner de l'eau ou du lait à la cuillère.

Que je vous mette tout de suite en garde contre un inconvénient qui résulte souvent de cette alimentation à la cuillère. L'enfant y prend goût, trouvant très commode de n'avoir qu'à avaler sans effort un liquide agréable qui coule seul dans sa bouche, et, quand il lui faudra sucer avec peine un bout de sein d'où il ne sortira que quelques gouttes de lait, il s'en détournera en pleurant. L'enfant qui vient de naître est déjà homme sur ce point, il préfère manger sans rien faire. Mais, pour lui, la faim ne sera pas mauvaise conseillère, affamez-le, supprimez-lui le lait à la cuillère, et, poussé par la nécessité, il se décidera à travailler, c'est-à-dire à téter.

De très bonne heure, dès la fin de la première semaine, vous réglerez rigoureusement l'heure des repas de l'enfant ; vous le mettrez au sein toutes les deux heures le jour. Pendant le premier mois seulement, vous lui donnerez deux tétées par nuit, dès le second mois, une seule.

Si vous ne suivez pas courageusement cette règle, votre enfant sera difficile à élever, il passera ses jours et surtout ses nuits à pleurer et à téter, vous privant ainsi de tout repos, et compromettant directement votre santé et indirectement la sienne. Donner le sein à un nourrisson qui pleure pour un peu de colique, c'est tout simplement jeter de l'huile sur un feu qui vient de se déclarer. Vous viendrait-il à l'idée, le jour où vous ou votre mari, à la suite d'un repas trop copieux, vous avez un peu d'indigestion, d'absorber une nouvelle quantité d'aliments ? Vous comprenez facilement qu'un estomac fatigué par une digestion laborieuse ne demande que du repos. Agissez de même avec votre bébé, dont les jeunes organes sont encore plus délicats que les vôtres. Son estomac met près de deux heures à digérer le lait qu'il a absorbé ; si vous le faites téter avant que son estomac se soit vidé, vous provoquerez une indigestion. Le lait ne fera que le traverser pour arriver trop vite dans l'intestin, où il provoquera des coliques et d'où il sera expulsé incomplètement digéré, sous forme de grumeaux blanchâtres accompagnés de matières bilieuses.

Chaque tétée amènera des coliques, et, les coliques amenant une nouvelle crise de cris et une nouvelle tétée, il n'y a pas de raison pour que cela finisse, et finisse bien surtout, car cela finit souvent par une entérite aiguë qui peut enlever l'enfant dans quelques jours.

Au contraire, vous ne retirerez que des bénéfices de la régularité des tétées. D'abord, votre enfant sera sage, et cela tout naturellement parce qu'il ne souffrira pas, un enfant avant l'âge de la dentition ne pouvant souffrir que par l'estomac ou l'intestin, seuls organes qui fonctionnent chez lui. En second lieu, dans l'intervalle des tétées, sûre que votre enfant dormira tranquillement, vous aurez la libre disposition de votre temps pour le consacrer soit aux soins de votre ménage, soit à vos devoirs mondains, suivant votre position sociale.

C'est surtout la nuit que vous apprécierez le repos que vous laissera votre enfant en dehors de l'unique tétée que vous lui donnerez jusqu'à l'âge de quatre mois. Après la dernière tétée, que vous donnerez entre six et sept heures, ne le mettez au sein qu'une seule fois dans la nuit, vers minuit ou une heure du matin, sauf pendant le premier mois, au cours duquel l'enfant tétera deux fois la nuit. Il doit attendre ainsi votre lever, que je suppose être à six ou sept heures suivant la saison. Si vous vous levez plus tard, vous êtes certainement réveillée à cette heure ; c'est le moment de lui donner son premier repas de la journée.

Un enfant dressé à ce régime dort toute la nuit, surtout si vous profitez de la tétée du milieu de la nuit pour le changer de langes, afin qu'il n'ait pas froid dans les langes humides. Dès le cinquième mois, l'enfant ne tétera plus la nuit.

Il n'y a pas un enfant, pas un seul, qui ne s'accommode très bien de ce régime. J'ai eu souvent à refaire l'éducation d'enfants mal habitués qui passaient leurs nuits suspendus au sein ou bercés dans les bras de leur nourrice ; pour ceux-là, une solution radicale s'impose, les laisser pleurer toute une nuit sans les sortir de leur berceau. Ils pleureront pendant une nuit, deux nuits peut-être, mais aucun n'ira jusqu'à la troisième, je vous l'affirme.

Bien que ne raisonnant pas encore, en apparence du moins, l'enfant, même tout jeune, se rend parfaitement compte qu'il lui suffit de pousser quelques cris, pour que vite on le sorte de son berceau et on le mette au sein ; quand il se sera aperçu qu'il crie en vain, il ne pleurera plus, et vous serez la première étonnée d'un résultat si facile à obtenir. Seulement, il faut vouloir fermement et ne pas céder au caprice de l'enfant, et surtout aux reproches de grand'maman qui vous accusera de ne pas avoir de cœur pour laisser pleurer ainsi un pauvre petit être. Soyez forte, résistez à l'un et à l'autre, en vous disant que vous aimez votre enfant assez intelligemment pour faire passer sa santé et la vôtre avant une fausse sensiblerie qui n'est plus de l'amour maternel.

Quand l'enfant aura près de trois mois, pendant le jour, éloignez le moment des tétées ; un repas toutes les deux heures et demie d'abord, puis toutes les trois heures, sera suffisant, d'autant plus qu'à cet âge, son estomac

3

s'étant développé, il prendra chaque fois une plus grande quantité de lait qui demandera un temps plus long pour la digestion.

Nous nous sommes occupés des enfants que l'on fait téter trop souvent, occupons-nous maintenant de ceux que l'on ne fait pas téter assez souvent.

On rencontre quelquefois des mamans qui vous disent : « Docteur, il m'est impossible de faire téter mon enfant toutes les deux heures, car il fait des sommeils ininterrompus de quatre et cinq heures. » On est tenté d'ajouter : qui dort dîne. Le proverbe est ici en défaut, et pour ces enfants paresseux, dormeurs, je réclame plus énergiquement encore la régularité des repas, toutes les deux heures d'abord, toutes les trois heures ensuite. Vous allez facilement comprendre pourquoi.

Comme pour grandir, il faut à tous les enfants du même âge, à peu près la même quantité de lait, l'enfant dormeur qui ne fera que quatre ou cinq repas par jour, au lieu de huit ou neuf, prendra, à chacun de ses quatre ou cinq repas, une quantité de lait disproportionnée avec ses facultés digestives et la capacité de son estomac, qui ne tardera pas à se dilater. Résultat immédiat : vomissements après chaque tétée, et si, on ne remédie pas au mal, gastrite et entérite, c'est-à-dire diarrhée, votre dormeur se transforme en malade.

Quand l'heure du repas a sonné, levez votre petit endormi, secouez-le un peu pour l'éveiller, mettez-le au sein, qu'il tète et se rendorme après ; il n'a pas autre chose à faire, téter et dormir.

Un enfant vigoureux doit faire son repas en dix ou douze minutes. Les premiers jours, inhabile à téter et prompt à se fatiguer, il restera bien vingt minutes au sein. Il avale quelques gorgées puis se repose, au sens propre du mot, la succion du mamelon demandant des efforts des muscles de la langue et des joues, efforts auxquels l'enfant n'est pas habitué.

D'une façon générale, ne laissez pas l'enfant s'endormir au sein avec le mamelon dans la bouche. Quand il ne tète plus et que, malgré l'excitation de votre doigt contre ses joues, il ne fait plus aucun mouvement de succion, c'est qu'il est repu, sortez-le du sein, déposez-le dans son berceau.

Certains enfants vomissent quelques gorgées de lait après chaque tétée, les mamans se réjouissent de les voir si bien gavés, et considèrent ces vomissements comme un signe d'excellente santé.

Je ne saurais partager leur façon de voir, et j'estime que ces vomissements sont inutiles et même dangereux.

Ils sont inutiles, parce qu'ils prennent à la

nourrice un supplément de lait qu'elle a fabriqué en pure perte. Ils sont dangereux, parce qu'ils indiquent que l'estomac est soumis à une dilatation qui le contrarie, et il marque son mécontentement en rejetant le surplus du liquide qui le distend.

Pour combattre ces vomissements, on a recours sans grand succès à l'absorption d'eaux minérales prétendues digestives, mais je préfère employer un moyen d'une grande simplicité et qui réussit toujours : donner moins de lait à l'enfant.

Il n'est pas facile, direz-vous, de peser ou de mesurer le lait qui sort de la mamelle; j'en conviens, mais il est facile de compter les minutes que l'enfant met à prendre son repas. Vous comptez que l'enfant est resté quinze minutes au sein et qu'il a vomi tout de suite après ; à la tétée suivante, ne le laissez que quatorze minutes ; s'il vomit encore, descendez à treize, douze, dix minutes, s'il le faut.

Quand vous aurez trouvé la durée du repas qui lui convient, tenez-vous-en là. Rien de plus facile que de regarder l'heure exacte à un cadran quelconque et de retirer l'enfant du sein quand il sera resté le nombre de minutes qu'il faut. N'est-ce pas plus simple que d'avoir à le nettoyer quand il aura vomi et de changer ses vêtements de poitrine humides et sentant l'aigre ?

Donnerez-vous les deux seins à chaque tétée ?
Oui, car il est inutile de laisser distendre un
sein en le laissant se remplir de lait pendant
quatre heures, il vaut mieux les vider tous les
deux à moitié à chaque tétée.

TROISIÈME VISITE

Du berceau, sa forme, manière d'y coucher l'enfant. —
Du sommeil. — Hygiène de la chambre. — Aération
permanente.

Vous avez voulu avoir mon avis sur la façon
de coucher votre enfant, le voici.

L'enfant doit être mis dans son berceau dès
sa naissance ; ne le mettez jamais dans votre
lit, à côté de vous, sous prétexte de le réchauffer. La mère la plus dévouée, accablée de fatigue, s'endort ; inconsciemment elle se retourne,
attire les couvertures si elle a froid, et, quand
elle se réveille, trouve trop souvent son enfant
asphyxié à ses côtés. Les journaux sont encom-
brés de ces lugubres faits divers, mais tout le
monde ne lit pas les journaux, et puis chacun
se croit plus malin que le voisin.

Si vous craignez que l'enfant ne se réchauffe
dans son berceau, rien ne vous empêche de
l'entourer de bouillottes : on trouve partout
des bouteilles en grès ou en verre épais et de
l'eau chaude. Seulement, prenez bien garde de

ne pas le brûler, placez les bouillottes sous le matelas ou entourez-les de plusieurs épaisseurs de linges.

La forme et la matière du berceau est assez indifférente, il sera en bois, en fer, en osier, peu importe, mais surtout qu'il soit assez grand et assez profond.

N'accumulez pas paillasses et matelas jusqu'à atteindre les bords du berceau dans lequel l'enfant serait posé à plat sans rien pour le protéger sur les côtés. La garniture intérieure du berceau devra, par sa forme, rappeler celle du nid de l'oiseau, pour que l'enfant ne puisse pas en tomber et ne puisse s'y refroidir.

Le berceau en fer sera plus facile à garantir des insectes par un simple frottage, mais on garantira aussi le berceau en bois ou en osier par un lavage au lessif brûlant pratiqué de temps à autre. Ce lessivage est indispensable après une maladie de l'enfant, diarrhée, angine, fièvre éruptive.

Le fond du berceau sera garni de paille, de bale d'avoine, de varech, de crin végétal, suivant les ressources du pays, mais je vous déconseille formellement les matelas de plume comme trop échauffants et maintenant l'enfant dans une transpiration continuelle qui l'affaiblit. Les mêmes matières serviront à garnir l'oreiller, jamais la plume.

Entre le drap de dessous et le matelas, interposez un tissu absorbant ou une peau de mouton garnie de sa laine pour garantir le matelas contre l'urine.

Profitez des beaux jours de soleil, même en hiver, pour exposer en pleine lumière, en plein air, les différentes pièces de la literie, c'est la meilleure façon de les assainir.

Que votre berceau repose sur ses quatre pieds droits, et si c'est une bercelonnette suspendue, hâtez-vous d'immobiliser le pivot pour que vous ne soyez pas tentée de bercer votre enfant au premier vagissement qu'il poussera. Outre qu'un enfant bercé quelquefois devient vite tyrannique, au point de ne plus jamais s'endormir sans se faire bercer longuement, je suis persuadé que beaucoup de troubles nerveux de l'enfance n'ont pas d'autre origine que ces secousses répétées qu'on imprime au cerveau si fragile de l'enfant.

La façon de coucher l'enfant dans son berceau n'est pas indifférente, et, si vous n'y prenez garde, un beau jour, vous vous apercevrez que votre enfant a la tête de travers, c'est que vous l'aurez toujours couché du même côté, sous un prétexte quelconque ou simplement parce que cela vous était plus commode, sans en soupçonner les inconvénients.

Ayez donc soin de coucher votre enfant

tantôt sur un côté, tantôt sur un autre : si la
tête avait commencé à se déformer, elle rede-
viendra vite régulière. Mais remarquez que
l'enfant, devenu un peu fort, ne reste plus dans
la position où vous le couchez, il se tourne
toujours instinctivement du côté de la lumière.
Il faudra donc tous les jours déplacer le berceau pour que la lumière, c'est-à-dire la fenêtre, se trouve tantôt à droite, tantôt à gauche
de l'enfant couché.

La pièce où vous tiendrez votre berceau,
pendant le jour, n'est pas indifférente. Ce sera
la plus claire, la plus propre de la maison,
vous en laisserez les croisées toujours ouvertes.
Sous prétexte de réchauffer l'enfant, ne laissez
pas le berceau dans la cuisine, dont les gaz et
les vapeurs peuvent provoquer chez lui un
commencement d'asphyxie.

Si vous possédez une cour, un jardin, sauf
les jours de grand froid ou de bourrasque,
votre enfant se trouvera très bien de dormir
en plein air, la tête protégée contre le soleil,
avec une gaze sur la figure pour écarter les
mouches et les insectes.

Vous veillerez avec un soin jaloux à ne pas
laisser l'enfant respirer pendant son sommeil
l'âcre fumée de la cigarette paternelle égoïste-
ment meurtrière.

Combien y a-t-il de fumeurs, qui, trop bien

élevés pour fumer devant une femme, hésite-
ront à satisfaire leur vice auprès du berceau
de leur propre enfant ?

Pourquoi se gêneraient-ils, l'enfant ne pro-
testant pas ?

Le sommeil, chez le tout jeune enfant, occupe
toutes les heures qui ne sont pas consacrées à
téter. Un enfant bien nourri, qui ne souffre
pas, ne doit pas faire autre chose dans les vingt-
quatre heures : téter, dormir ; il ne doit sortir
du berceau que pour être mis au sein et remis
au berceau. Il est absolument inutile, sinon
nuisible, d'en faire un jouet que l'on se passe
de main en main, et qu'on secoue à le rendre
malade, sous prétexte de le faire sourire.

Dans le même ordre d'idées, arrangez-vous
pour que votre enfant n'ait pas à subir les
caresses intempestives et les baisers passionnés
mais baveux et sales de votre entourage et de
vos amis.

Voyez la grimace qu'il fait chaque fois qu'un
visage effleure le sien, soit qu'une barbe hirsute
le pique, soit qu'une haleine fleurant le vin ou
le tabac impressionne désagréablement son
odorat.

Regardez, mais ne touchez pas, devriez-vous
afficher à la tête du berceau.

Plus grand, vous ne lui accorderez, dans le
jour, de longue sieste qu'à condition qu'il

dormira bien la nuit. S'il a une tendance à s'endormir trop tard le soir, ou à rester éveillé de longues heures la nuit, c'est qu'il dort trop le jour ; à vous de le régler. Surtout ne lui laissez pas prendre cette habitude ridicule de s'endormir à table ou sur un siège. Dès qu'il s'arrête de parler et de jouer, le sommeil n'est pas loin, portez-le bien vite dans sa chambre, déshabillez-le, et vous n'aurez pas tourné les talons qu'il dormira.

S'il est bon que les enfants se lèvent de bonne heure, je ne saurais cependant vous conseiller d'imiter un jeune ménage de ma connaissance, qui, au milieu de l'hiver, se levait à quatre heures du matin, parce que leur fillette, âgée de trois ans, ne voulait plus rester couchée après cette heure.

Puisque nous causons berceau et sommeil, je puis bien ajouter quelques mots sur l'hygiène des chambres, et à ce sujet, je dois vous dire que j'agis plutôt par force que par persuasion ; voici ma manière de procéder.

Quand j'entre dans la chambre d'un malade, mon premier soin est de marcher vers la croisée et de l'ouvrir toute grande : les parents sont épouvantés et s'empressent de tirer les rideaux du berceau ou du lit, j'écarte les rideaux, et je me livre à l'examen de mon jeune client. Voyant qu'il n'en éprouve aucun dommage, l'entourage se rassure, ne trouve plus extraordinaire ma façon de faire, et, au bout de quelques jours, si la maladie se prolonge, j'ai le plaisir, en arrivant, de trouver une chambre aérée, ensoleillée, gaie. Voilà ce que je fais, et voici ce que je voudrais vous faire comprendre, Madame.

Il vous est très facile de vous rendre compte que l'air est l'élément le plus utile à la vie, qu'on peut rester plusieurs jours sans boire ni manger, sans que la mort arrive, mais qu'au bout de quelques minutes de manque d'air, la mort est inévitable.

Certainement, dans une chambre, les portes et les fenêtres étant fermées, il y a de l'air, mais quel air ! Est-ce de l'air respirable et propre à entretenir la vie ? Analysons-le, après que vous aurez passé une nuit dans cette chambre, vous, votre mari et le petit malade.

Pendant neuf, dix heures, vos poumons ont puisé dans l'air qui vous entourait les principes nécessaires à la vie, et ont rejeté les déchets de la respiration. A force d'aspirer de l'air pur et d'expulser de l'air vicié, que reste-t-il ? Un mélange d'odeurs et de gaz absolument impropres à la vie. Une comparaison vous fera mieux comprendre ce qui se passe dans ce cas.

Comme l'estomac digère les aliments, en sépare les parties utiles pour les incorporer à nos tissus, et rejette les parties inutiles sous forme de déjections, de même le poumon digère l'air, en conserve les parties utilisables et expulse le résidu qui est une véritable déjection. Viendra-t-il à l'idée de quelqu'un de se nourrir de ses déjections quand même il y resterait encore des parties utilisables ?

Mais n'y a-t-il dans votre chambre que de l'air sorti de vos poumons, comptez-vous pour rien les émanations qui se dégagent de votre corps, même très propre, les gaz de la digestion qui ont pu s'échapper, oh ! bien involontairement, par en haut ou par en bas ? Le petit malade ne s'est-il pas soulagé dans ses langes, les médicaments employés n'ont-ils pas une odeur fade et écœurante ? Si votre mari a fait son service militaire, qu'il se rappelle l'odeur épouvantable qui règne dans une chambrée, et qu'il appréciait bien quand il rentrait après une permission de théâtre.

Mais vous-même, ne vous est-il pas arrivé de sortir de bon matin de votre chambre et d'y rentrer avant qu'on l'eût aérée, et n'avez-vous pas été désagréablement impressionnée ?

Voilà le mélange inavouable que vous faites respirer à votre enfant, dont le poumon en partie congestionné, ou la gorge serrée par l'angine, luttent énergiquement pour conquérir l'air pur, c'est-à-dire la vie !

Et tout cela, par peur du courant d'air. Pauvre courant d'air, pauvre bouc émissaire, de quels méfaits ne t'a-t-on pas chargé ! Cependant, c'est un petit saint comparé à l'air vicié. Que faudrait-il pour que réellement un courant d'air fût nuisible ? Il faudrait que l'enfant insuffisamment couvert fût exposé à un courant d'air froid, assez longtemps pour qu'il se refroidisse. Ceci, à la rigueur, peut arriver quand un enfant est debout, en sueur après un jeu violent au soleil et va s'immobiliser à l'ombre ; mais dans son berceau, bien couvert jusqu'au cou, le refroidissement est impossible. Et puis, aérer une chambre ne veut pas dire placer exprès le berceau dans un courant d'air. Les berceaux et les lits sont en général placés de manière que l'air des portes et des fenêtres n'arrive pas directement sur eux.

Aérez donc votre chambre, soit en laissant la fenêtre entr'ouverte en permanence, si la température extérieure est douce, l'atmosphère calme, soit en ouvrant largement plusieurs fois par jour portes et fenêtres pendant plusieurs minutes. En hiver, rien ne vous empêche, pendant la journée, d'allumer du feu dans votre chambre ; c'est un excellent moyen de ventilation.

Pendant votre sommeil, il est très dangereux de laisser du feu allumé dans une chambre hermétiquement fermée, on court le danger d'être asphyxié par un refoulement de la fumée (1).

Ce n'est pas seulement le jour qu'il faut aérer votre chambre, c'est surtout la nuit qu'il faut laisser la croisée entr'ouverte, car la nuit est longue et c'est dans votre chambre que vous passez la moitié de votre existence.

C'est très curieux de constater combien cette idée si simple et si logique de la nécessité absolue de l'aération nocturne des chambres a du mal à s'imposer même au public médical.

Tel médecin n'hésite pas à envoyer un tuberculeux faire une cure de grand air dans un Sanatorium qui redoute pour lui-même et pour ses clients bien portants les méfaits de l'air pur pendant la nuit.

Il vous parlera sérieusement du serein qui donne des maux d'yeux, du refroidissement qui provoque des bronchites, sans se douter qu'il ne fait que rapporter des commérages de bonne femme.

Craintes chimériques, préjugés ridicules qui ne reposent sur rien. Jamais personne n'a eu mal aux yeux pour avoir dormi à la belle

(1) La mort stupide du grand écrivain que fut Emile Zola restera un exemple historique de la possibilité de cet accident.

étoile. On n'a pas plus de chance de se refroidir dans son lit, sous un nombre raisonnable
de couvertures, que le jour, sous un nombre
raisonnable de vêtements.

Tous les animaux sauvages couchent dehors
sans avoir mal aux yeux, les uns dans un gîte,
les autres en plein champ, les oiseaux à l'abri
d'une feuille.

Surtout ne vous retranchez pas derrière un
manque d'entraînement pour persévérer dans
votre routine. Le jour où il vous plaira, en
plein hiver, vous pouvez sans nul inconvénient,
laisser ouverte la fenêtre de votre chambre.
Exemple : le 15 décembre 1887, j'étais à Paris
étudiant en médecine ; en m'éveillant le matin,
je trouvai ma croisée ouverte ; l'eau de ma
toilette était un bloc de glace ; j'avais passé
une excellente nuit ; depuis ce jour, je n'ai plus
fermé les fenêtres de ma chambre à coucher,
et cela sous toutes les latitudes, au hasard de
ma vie errante.

Autre preuve que l'entraînement n'est pas
nécessaire : les nécessités de la vie militaire,
en route, en manœuvres, me donnent souvent
un camarade de chambrée. Tantôt par persuasion, tantôt par surprise, j'oblige mon camarade à dormir les fenêtres ouvertes ; il s'en
trouve bien et se convertit souvent à cette
bonne hygiène.

Si je me suis étendu un peu longuement sur l'aération nocturne de la chambre à coucher, c'est, je le répète, parce que nous y passons la moitié de notre vie, et que, par une hygiène mal comprise, au lieu d'y réparer nos forces, nous y empoisonnons notre organisme.

Si on ne mange ni ne boit la nuit, on respire constamment, et, pour respirer, pour vivre, il faut de l'air pur.

QUATRIÈME VISITE

Hygiène de l'accouchée. — Repos au lit. — Alimentation.
— Préjugés et préventions contre certains aliments. —
Rôle néfaste de l'entourage de l'accouchée.

Depuis ma troisième visite, le temps a marché et bébé a fait sans encombre son entrée dans le monde.

Je vous ai laissée vous reposer un peu, et, revenu le lendemain prendre de vos nouvelles, nous allons en profiter pour continuer notre causerie.

D'abord, combien de jours allez-vous rester couchée pour vous reposer? Si vous n'êtes pas malade, si les couches sont normales, vous garderez le lit quinze jours. Ne vous récriez pas, et ne me parlez pas de telle amie qui n'est restée couchée que neuf jours ou de telle voisine qui s'est levée au bout de sept jours. Quand l'une ou l'autre seront malades, infirmes pour le restant de leurs jours, elles ne viendront pas vous le dire. Je conviens qu'il est dur de rester

au lit quinze jours quand on ne se sent pas
malade et surtout quand l'ouvrage presse dans
le ménage. Mais votre santé est le plus précieux
de vos biens, ne le mangez pas en herbe tant
que vous êtes jeune et robuste. Faisons un
calcul bien simple, estimons votre journée de
travail à deux francs, c'est le prix avec lequel
vous pouvez vous payer une bonne femme de
ménage ; si vous la gardez quinze jours, c'est
une dépense de trente francs. Bien petite sera
cette somme, si, par un mauvais calcul, en
vous levant trop tôt, vous contractez le moindre petit bobo et qu'il vous faille recourir au
médecin et au pharmacien. Je parle de bobo,
mais souvent ce sera une infirmité incurable
qui détraquera votre organisme intime ; ce
sera une descente de matrice, une métrite
chronique, des pertes rebelles.

Le repos au lit seul permettra à votre chair
distendue de reprendre sa forme normale, et
les bandages de corps les plus serrés ne vous
serviront absolument à rien.

Après quinze jours de lit, faites vos premiers
pas dans votre chambre, et ne reprenez gra-
duellement votre vie habituelle qu'au courant
de la quatrième semaine.

Si vous êtes prudente, vous passerez au lit
votre retour de couches, c'est-à-dire la première période menstruelle qui reviendra après

votre accouchement, au courant du deuxième mois si vous n'êtes pas nourrice.

Autre question non moins importante à trancher. Qu'allez-vous manger après votre accouchement, dans l'intérêt de votre santé et de celle de bébé ? — Réponse : « Tout ce que vous voudrez. » Faire un enfant n'est pas une maladie. Une accouchée n'est pas une malade, c'est une blessée qui est fatiguée, qui a perdu du sang, il faut réparer ses pertes. Vous devez manger sans craindre la fièvre de lait qui n'existe pas. Si vous aviez la fièvre, c'est qu'il y aurait une légère complication, ou simplement un peu de constipation. C'est à moi médecin d'aviser.

Mais, je vous le répète, une accouchée n'a pas de fièvre et vous ne prendrez pas pour de la fièvre quelques bouffées de chaleur qui vous montent au visage, dans une chambre trop chauffée ou sous des couvertures trop épaisses.

En somme, rien n'est changé pour vous dans vos rapports avec votre enfant, sinon qu'avant vous le nourrissiez de votre sang, et que maintenant vous allez le nourrir de votre lait. Si avant, vous n'avez rien changé à votre façon de vous alimenter, si vous avez continué à manger ce qui plaisait à votre palais et à votre estomac, pourquoi après, la même nourriture serait-elle nuisible à votre enfant ?

Jetez un regard autour de vous, et voyez ce qui se passe dans la nature parmi les femelles des animaux ; changent-elles quoi que ce soit à leur nourriture habituelle ?

Tout ce que je puis vous recommander, c'est de manger pour deux des aliments faciles à digérer et à transformer en lait sans fatiguer l'estomac. Parmi ces aliments qui vous rempliront les seins, je place en première ligne le lait de vache, de chèvre ou autre, dont vous prendrez un litre tous les jours. Ce lait pris par tasses en dehors des repas, sera non seulement un excellent réparateur de vos forces, mais une boisson désaltérante pour la soif un peu plus sensible chez une nourrice que chez une femme ordinaire. Les soupes de légumes bien épaisses, les œufs, tous les légumes verts ou secs, les salades crues et cuites, les fruits sous toutes les formes, verts, secs, en compote, en confiture, formeront la base solide de vos repas, de préférence aux bouillons gras, aux viandes savamment préparées, aux gibiers faisandés.

Comme boisson, si vous buvez du vin blanc ou rouge, la couleur importe peu, buvez-en peu, un demi-verre à chaque repas et qu'il soit largement étendu d'eau.

A priori, n'excluez de votre régime rien de ce qui se mange dans votre entourage. A en

croire les commères du voisinage, votre enfant
courra les plus grands dangers si vous mangez
telle ou telle chose. L'une vous défendra les
fruits en général, l'autre n'a de rancune que
contre les fraises ou les oranges ; celle-ci vous
inspirera l'horreur de la salade, celle-là lance
son anathème contre les choux. Consultez-en
cinquante de condition sociale et d'éducation
différentes, chacune vous mettra en garde
contre les méfaits d'un aliment particulier, et
le nombre des aliments qui vous seront tolérés
sera bien réduit.

Ces prohibitions ont parfois un semblant de
raison d'être, voici comment : une nuit, votre
enfant pleure un peu plus que de coutume,
vite on cherche ce que vous avez mangé la
veille, et parmi les trois ou quatre plats absor-
bés par vous, la personne la plus influente de
votre entourage accusera le plat qui flatte le
moins son appétit. Si c'est une personne gour-
mande, elle accusera la soupe aux choux, de
préférence au pâté de foie gras ; si la personne
est liardeuse, elle accusera les petits pois de
primeurs ou l'assiette de fraises encore rares
sur le marché.

N'acceptez pas ces accusations sans contrôle,
observez-vous vous-même, méthodiquement,
et si, par un hasard bien rare mais qui enfin
peut exister, vous constatez trois ou quatre

fois qu'un aliment pris par vous provoque des coliques chez votre enfant, privez-vous-en pendant quelque temps, quitte à recommencer l'expérience dans un mois ou deux.

Ces faits d'intolérance sont, je le répète, excessivement rares et c'est pour ne pas être trop absolu que j'admets leur possibilité.

Contrairement à l'opinion reçue, ce sont les aliments les plus réputés, les plus en honneur, comme le bouillon, les viandes, les vins généreux, qui donnent le moins de lait, et ce sont au contraire ceux qui sont le plus décriés, les féculents, les salades, les herbes en général, qui en donnent le plus.

Empruntant encore une fois une comparaison à ce qui se passe dans la nature, à quelle époque mettent bas les bêtes qui fournissent le plus de lait, les herbivores ? N'est-ce pas au printemps, alors que l'herbe commence à être abondante dans les prairies ?

Pour résumer les quelques lignes qui précèdent, à la question : que doit manger une accouchée et une nourrice ? je réponds : de tout, de tout, de tout ce qui se mange.

Mais ce matin, auprès de vous, j'ai vu une nouvelle figure, celle de bonne-maman arrivée au reçu d'un télégramme et un peu vexée de son retard. Comment a-t-on pu faire sans elle ? Elle a une dent contre moi de voir que mon avis a prévalu sur le sien et que vous êtes disposée à nourrir votre enfant.

Je sais, Madame, que vous et votre mari étiez disposés à suivre aveuglément les conseils qui m'auraient été dictés par l'intérêt de votre santé et de celle de votre enfant ; aussi, chaque fois que je relèverai une faute contre l'hygiène, un écart dans le régime, une ordonnance non exécutée, c'est à bonne-maman que je m'en prendrai, et cela durera des jours, des mois, des années. Cela durera tant que vous ne vous serez pas émancipée à votre tour, et que vous n'aurez pas déclaré respectueusement, mais nettement, à Madame votre mère que, vous ayant trouvée assez grande fille pour vous marier et avoir des enfants, vous entendez les élever à votre guise avec le concours de votre mari et de votre médecin. Il y aura bien un peu de surprise devant cette apparente révolte, mais à ce prix seulement, bonne-maman se résignera à rester neutre, plutôt que d'être poliment priée de rester chez elle pendant quelque temps.

Voici un type rencontré dans ma clientèle qui mérite d'être révélé tout au long. Assistant la femme d'un camarade, jeunes et confiants tous les deux, j'avais espéré les voir suivre docilement mes conseils. J'avais compté sans une vieille fille, grand'tante de l'accouchée qui était venue s'installer auprès d'elle depuis quelques jours. J'avais bien expliqué à la future maman qu'elle ne devait pas se considérer comme une malade et que cinq ou six heures après l'arrivée de bébé, quand elle serait un peu reposée, il n'y avait absolument aucun inconvénient à prendre un peu de nourriture à son choix. Le lendemain, au bout de douze heures, elle n'avait pris qu'un bol de tisane chaude, elle criait la faim, et quand je lui demandai pourquoi elle n'avait pas mangé, suivant mes conseils, la grand'tante me répondit sur un ton et avec un accent que je n'oublierai pas de sitôt : « On a peur. » J'explique de nouveau qu'une accouchée peut et doit manger de tout. Le lendemain, j'apprends qu'elle n'a pris pour toute nourriture que quelques tasses de bouillon de poule. La grand'tante interpellée me répond : « On a peur. » Moitié riant, moitié furieux, j'apostrophe le jeune mari, lui demandant de vouloir bien commander chez lui dans l'intérêt de la santé de sa femme et de son enfant. Il me promet tout ce que je veux. Quelques jours après, en présence d'une constipation opiniâtre, j'apprends que l'accouchée n'a toujours pris que des potages gras et des viandes rôties arrosées de vins généreux. Pourquoi n'a-t-elle pas mangé de la soupe, des légumes, des fruits,

de la salade? « On a peur », me répondit invariablement la grand'tante. Nous étions au
mois de juin, il faisait des journées de chaleur
accablante, j'avais bien recommandé d'aérer
très souvent la chambre et même d'y laisser
entrer quelques bons rayons de soleil. Quand
j'arrivais, les volets étaient à peine entr'ou-
verts, et, pendant que je posais à la porte, après
mon coup de sonnette, j'entendais les vitres
s'ouvrir discrètement. Arrivé dans la chambre,
qui sentait le renfermé, on m'expliquait que
l'enfant dormait, qu'on venait de fermer les
volets à l'instant... Bref on avait peur, on ne
savait pas de quoi, mais on avait peur. Dans
ce cas, je n'ai pu obtenir gain de cause tant
qu'a duré la présence de la grand'tante.

Si je vous ai raconté ce fait tout au long,
c'est que tous les jours, auprès de toutes mes
clientes, je trouve des grand'tantes. « On a
peur. »

On a peur de tout, de boire chaud, de boire
froid, de manger de la soupe, des légumes, de
la salade, un fruit, de prendre un léger laxatif,
de n'avoir pas assez de lait, ou d'avoir du lait
pas assez nourrissant, de changer les draps de
lit sales, de porter une chemise sortant de
l'armoire. La liste des choses dont on a peur
est incommensurable, elle n'a de limites que
la bêtise humaine, c'est vous dire qu'elle est
infinie.

Auprès d'une autre accouchée, femme d'un sous-officier, j'ai trouvé une grand'mère qui compromit gravement la vie de son petit-fils en s'opposant pendant plusieurs jours à l'application rigoureuse de la diète hydrique, dont je vous parlerai plus loin, pour arrêter une diarrhée assez grave. Elle prétendait que l'enfant mourrait de faim, et, malgré sa fille, continuait à lui donner le biberon. Je me fâchai tout rouge, lui déclarant que des grand'mères comme elle faisaient plus de mal aux petits enfants que le choléra, et que, dans l'intérêt des familles, on devrait les reléguer à six cents kilomètres de leurs enfants et là les attacher solidement pour les empêcher d'en revenir. Domptée par ce langage énergique, elle me céda ; l'enfant guérit dans quelques jours, et depuis, nous sommes une paire d'amis.

CINQUIÈME VISITE

De l'allaitement au biberon. — Doit-on donner le lait pur ou coupé d'eau ? — Stérilisation du lait par l'ébullition. — Du biberon. — Du lait dans le commerce. — Du lait stérilisé industriellement. — Des farines alimentaires qui ne peuvent remplacer le lait.

La montée du lait qui vous préoccupait tant s'est faite, la fièvre de lait que vous redoutiez n'est pas apparue, et vous voilà toute réjouie d'accomplir votre devoir en voyant votre enfant prendre votre sein avec tant d'ardeur.

J'espère que vous continuerez à avoir beaucoup de lait, mais, pour le cas où il vous serait absolument impossible de nourrir votre prochain enfant, laissez-moi vous donner quelques conseils sur l'allaitement au biberon.

En affirmant la supériorité du lait de vache pur sur le lait de vache coupé d'eau, et même en soutenant le contraire, je serai d'accord avec au moins la moitié des grands accoucheurs dont l'opinion est partagée à ce sujet. Les uns sont partisans du lait pur, les autres estiment qu'il faut le couper de plus ou moins d'eau suivant l'âge de l'enfant.

Comme je n'ai pas entrepris d'écrire cet opuscule de conseils pratiques pour vous y exposer les raisons théoriques invoquées pour ou contre le lait pur, je vais vous montrer à quel désastre on arrive dans la pratique en suivant aveuglément une théorie qui peut être excellente.

Dans le courant de l'année 1901, je fus appelé pour voir un enfant, d'un mois environ, qui n'avait plus que la peau et les os et qui pleurait toute la journée. Le père, un brave gendarme, m'expliqua que, sa femme n'ayant pas eu de lait, on avait, dès sa naissance, mis l'enfant au biberon avec du lait de vache. Au bout de quelques jours, le médecin accoucheur consulté pour des vomissements avait recommandé de couper le lait de moitié d'eau. Depuis, l'enfant ne vomissait plus, mais il avait de la diarrhée ; il criait toute la journée et il maigrissait à vue d'œil, il ne pouvait même plus maigrir. Une expérience de plusieurs années m'ayant appris que, dans la ville que j'habite, il est matériellement impossible d'obtenir qu'un laitier vous vende du lait pur, je conclus que le lait du petit gendarme largement baptisé par le laitier et coupé de moitié d'eau par ordonnance du médecin accoucheur, n'était plus que de l'eau légèrement blanchie par un peu de lait. L'enfant mourait de faim.

Je lui fis donner le lait tel que le livrait le laitier, accompagnant ma prescription de détails minutieux sur le nombre de biberons à donner par jour, sur la quantité de lait à donner dans chaque biberon. Les vomissements ne reparurent plus, l'enfant engraissa aussi vite qu'il avait maigri, et aujourd'hui c'est un poupon de très belle apparence.

Je dis apparence avec intention, car je n'ai pas confiance en cette prospérité obtenue par l'allaitement au biberon. Je crains toujours pour ces enfants les accidents de la dentition, la première atteinte d'une fièvre éruptive, d'une bronchite ; ils résistent moins bien que les enfants élevés au sein ; on compte parmi eux un plus grand nombre de rachitiques.

Pour en revenir à nos nourrissons, donnez-leur, dans le biberon, du bon lait de vache ou de chèvre que vous aurez stérilisé par l'ébullition. Donnez-le pur, et il est fort probable que votre enfant le digérera si vous avez soin de le lui donner à heures bien régulières et en quantité raisonnable, c'est-à-dire beaucoup moins que vous n'êtes tentée de le faire. Voici d'ailleurs la quantité de lait nécessaire suivant son âge, par tétée et par jour :

DÉSIGNATION	PAR TÉTÉE	PAR JOUR
Premier jour............	3 à 4 grammes	30 grammes
Quatrième jour..........	35 grammes	350 grammes
Deuxième semaine	60 grammes	540 grammes
3me et 4me semaine	70 grammes	600 grammes
Deuxième mois	80 grammes	640 grammes
Troisième mois	90 grammes	730 grammes
Quatrième mois..........	100 grammes	840 grammes
Du 6me au 10me mois......	130 grammes	900 grammes

Ce n'est donc qu'à dix mois que votre enfant doit arriver à prendre environ un litre de lait par jour au grand maximum.

Mais ces chiffres n'ont rien d'absolu, et pour les augmenter ou les diminuer légèrement vous vous guidez sur l'appétit de l'enfant et sur sa santé. Je vous les donne pour vous servir de moyenne.

Il n'est pas impossible que l'enfant, malgré la régularité des repas, ne digère pas très bien le lait de vache, qu'il ait quelques vomissements, un peu de diarrhée, surtout dans les premiers mois, c'est à vous de rechercher avec patience de quelle quantité d'eau bouillie et légèrement sucrée vous devez couper son lait, d'un quart, d'un tiers, rarement d'une moitié. Dès le quatrième mois, il n'y a pas d'estomac d'enfant bien portant qui ne digère du lait pur.

C'est avec de l'eau bouillie, un peu sucrée, et rien qu'avec cette eau que vous devez faire le coupage. Il est inutile et même nuisible de faire ce coupage avec des tisanes, des infusions, des décoctions de mauve pour adoucir, de riz pour resserrer, de gruau pour rendre le lait plus nourrissant. Ces savantes cuisines n'ont qu'un résultat, celui de compliquer votre travail et de droguer intempestivement votre enfant.

L'eau bouillie, un peu sucrée, maintenue constamment devant le feu à une bonne température, vous permet de réchauffer instantanément le lait que vous avez eu soin de faire bouillir dès le matin et de maintenir depuis dans un endroit frais.

Au sujet de l'ébullition du lait, je ne crois pas inutile d'entrer dans quelques détails. Faites bouillir votre lait dès que la laitière l'a déposé chez vous ou dès qu'il est apporté de votre étable ; que l'ébullition dure au moins dix minutes ; laissez refroidir le lait dans le vase où il a bouilli, gardez-vous de le transvaser, couvrez ce vase, et pour chaque tétée, versez directement le lait de ce vase dans le biberon muni d'un entonnoir, sans puiser dans le vase avec un bol ou une louche.

Surtout, faites cette petite cuisine vous-même, ne la confiez pas à une domestique qui n'en comprendra pas l'importance et qui l'exécutera mal. Un beau jour, l'enfant aura de la diarrhée, et il ne vous viendra pas à l'idée de vous rendre compte que son lait, mis à bouillir dans un récipient mal nettoyé où pullulent les germes, s'altère avant la fin de la journée.

Ces recommandations ont une importance capitale pour la conservation du lait, faites-en un article de foi et suivez-les rigoureusement.

Il existe des appareils spéciaux pour stériliser le lait ; si votre bourse et vos loisirs vous le permettent, n'hésitez pas à en user, presque tous sont commodes et pratiques, et le détail des manipulations vous sera donné par une notice accompagnant la marchandise.

En réalité, l'ébullition prolongée dix minutes au moins dans un récipient bien propre doit suffire.

Le meilleur biberon est le plus simple, le moins compliqué, le plus facile à nettoyer. Quelques fabricants en ont construit d'excellents ; je ne veux faire de la réclame pour aucun, mais je vous recommande d'une façon absolue de rejeter l'emploi des biberons à tube soit de verre, soit de caoutchouc. Une fiole en verre blanc, coiffée d'un bout de sein en caoutchouc, voilà le meilleur biberon, surtout si elle porte une graduation indiquant la quantité de lait à donner par tétée suivant l'âge de l'enfant.

5

Dès que l'enfant a fini de téter, videz le biberon, qu'il soit encore à moitié plein de lait ou
qu'il n'en reste que quelques gouttes, et il en
doit être ainsi si vous vous en tenez aux doses
prescrites. Séparez la fiole de la tétine en
caoutchouc, lavez-les bien toutes deux à l'eau
chaude, rincez-les à l'eau froide, et laissez-les
tremper dans l'eau fraîche jusqu'au prochain
repas. Pour la propreté du biberon comme
pour l'ébullition du lait, opérez vous-même,
ne vous fiez pas à des soins mercenaires.

Je ne dois pas terminer ces quelques lignes
sur l'allaitement au biberon, sans vous dire un
mot sur l'origine du lait, sur ses transforma-
tions industrielles et sur les farines nutritives,
les aliments complets qui sollicitent la faveur
du public par une réclame obsédante et éhon-
tée.

Je déclare d'abord que rien ne vaut pour le
nourrisson le lait de femme et surtout celui de
la mère. Puis vient le lait frais et bouilli de
nos animaux domestiques, vache, chèvre, bre-
bis, jument, ânesse. Tous ces laits, à condition
qu'ils ne soient pas l'objet de coupages et de
manipulations criminelles, remplaceront et
aideront le lait de femme dans les conditions
que j'ai déjà indiquées.

Actuellement une campagne des plus actives
est entreprise dans les grandes villes, princi-

palement à Paris, contre les laitiers malhon-
nêtes qui, en guise de lait, vendent toutes sortes
de mixtures. Il existe cependant des lois qui
punissent les fraudeurs en matière de denrées.
On ne saurait frapper trop sévèrement ces industriels sans aveu qui, pour gagner quelques
sous de plus, compromettent la santé de centaines de mille enfants. Leur fraude ne cons-
titue pas seulement un vol envers le client qui
achète leur marchandise, mais un véritable
assassinat envers les malheureux enfants con-
damnés à boire leur lait fabriqué en dehors
des mamelles des vaches.

Ces industriels ne devraient pas relever de
la simple police correctionnelle, et, en cour
d'assises, pour meurtre avec préméditation
précédé et suivi de vol, je leur refuse les cir-
constances atténuantes, car ils n'y ont aucun
droit.

Cette habitude de frauder le lait est tellement
passée dans les mœurs qu'il sera bien difficile
de la déraciner. Il serait si simple, suivant la
région et l'abondance des pâturages, d'augmenter le prix du lait de cinq ou dix centimes
par litre : le marchand aurait un large bénéfice,
et le client couperait d'eau son lait à volonté.
Non, même en offrant d'y mettre le prix, je n'ai
jamais pu obtenir nulle part qu'un laitier me
vende du lait, rien que du lait, et du lait complet, non écrémé.

Ces constatations, que vous avez faites aussi bien que moi, Madame, doivent vous faire réfléchir à deux fois avant de vous décider à sevrer prématurément votre enfant pour l'élever au biberon. Vous allez me répondre que votre laitier est honnête et qu'il vous vend du bon lait. Si vous pouvez prouver cela, je vous engage à user de l'influence de votre mari auprès de son député pour que cet homme rare et intègre soit récompensé d'un bout de ruban rouge ou tout au moins vert. Qu'on le décore !

Dans les grandes villes, où le lait sera plus que suspect, on aura recours à certaines grandes industries qui offrent des garanties sérieuses pour la préparation des laits stérilisés, maternisés et même concentrés ; ces préparations peuvent rendre les plus grands services.

Je serai moins indulgent pour les farines, les fécules décorées de noms alléchants, qui ont la prétention de remplacer le lait dans l'alimentation de l'enfant. Il n'est pas de nourrice tant soit peu habile, qui, avec du lait, du pain, du beurre, des œufs, de la farine de froment, un peu de sucre, n'arrive à confectionner une série de soupes, panades, bouillies, gâteaux, crèmes, beaucoup plus appétissants, plus nutritifs, beaucoup plus économiques. Lisez attentivement les réclames de ces divers produits et vous y découvrirez deux lignes qui n'ont l'air

de rien, mais qui sont leur propre condamnation : « Préparé avec du lait, notre produit
sera plus nourrissant que préparé à l'eau.....
Sucrez à volonté..... L'addition d'un jaune
d'œuf augmente beaucoup ses qualités nutritives. »

Eh quoi ! que reste-t-il dans votre mixture,
si, pour la rendre nourrissante, il faut y ajouter du lait, du sucre, un jaune d'œuf ? Il reste
un peu de farine légèrement torréfiée et parfu-
mée, qui ne vaut pas mieux qu'une croûte de
pain bien dorée.

SIXIÈME VISITE

A quel âge doit-on sevrer un enfant? — Inutilité de faire passer le lait. — Alimentation progressive. — Du bouillon, de la viande, des fruits, des gâteaux et sucreries.

Plus longtemps vous donnerez le sein à votre enfant, mieux il se portera dans le présent et même dans le futur. Avec notre habitude de sevrer nos enfants à un an, quinze mois au plus, nous sommes inférieurs à certains peuples que nous qualifions de sauvages et que nous allons civiliser à coups de fusils. Les Japonaises, les Chinoises, les Juives, les Mauresques que j'ai connues en Algérie, continuent à donner le sein à des enfants âgés de quatre et cinq ans; aussi, chez ces peuples, où les lois générales de l'hygiène sont moins observées (c'est du moins nous qui le prétendons), la mortalité infantile est moins élevée que chez nous. Certes, ces enfants de quatre et cinq ans ne se contentent pas d'une ou deux tétées par

jour qu'ils peuvent dérober à un frère ou une
sœur plus jeunes : ils vivent à la table commune ; mais le peu de lait maternel qu'ils
prennent est pour eux une espèce de digestif,
de tonique, si je puis parler ainsi, qui les
défend contre les causes des maladies.

Je suis donc partisan convaincu de l'allaitement au sein prolongé le plus possible, aidé
par le biberon à partir du moment où le lait
de la mère devient manifestement insuffisant,
et je réclame un minimum d'allaitement de
vingt mois.

L'âge de l'enfant où le biberon devient nécessaire varie beaucoup avec la santé et le genre
de vie de la mère. Il est certain qu'une maman
à santé précaire, habitant la ville, obligée en
outre à se livrer à des travaux souvent péni-
bles, verra son lait diminuer d'abondance vers
le sixième, septième mois, alors qu'une robuste
campagnarde ou une bourgeoise oisive four-
niront facilement des quinze, dix-huit et vingt
mois de nourriture sans aucune fatigue.

Certaines mamans seront donc autorisées à
se servir du biberon dès la fin du troisième
mois, tandis que d'autres attendront, sans aucun
dommage pour leur santé, le sixième et même
le dixième mois.

A quel âge que ce soit, procédez par transition et ne sevrez pas brusquement votre enfant.

Habituez-le peu à peu au changement de régime, de façon que son estomac n'en souffre pas. Les premiers jours, remplacez une seule tétée par un seul biberon ; puis, l'expérience ayant réussi pendant quinze jours, l'enfant n'ayant ni vomissements ni diarrhée, donnez deux biberons à la place de deux tétées pendant quinze autres jours, puis trois, puis quatre biberons, de façon à ne donner le sein plus que deux fois par jour, le matin et le soir, jusqu'à vingt mois. Les derniers jours, une tétée le matin pour vider les seins, puis enfin une tétée tous les deux, trois jours.

Mais, je vous le répète, que cette période de transition dure des mois entiers : ce n'est pas du jour au lendemain qu'il faut augmenter le nombre de biberons ; il faut que le changement, opéré très lentement, passe pour ainsi dire inaperçu par l'estomac de l'enfant.

Vienne une affection aiguë quelconque, pulmonaire, intestinale ou fièvre éruptive, ce peu de lait que vous aurez conservé dans vos seins sera le salut de votre enfant, il lui donnera des forces pour lutter contre la maladie, car ce sera le seul aliment que son estomac pourra digérer. Je ne saurais trop le répéter, le lait de la mère est la panacée qui guérit toutes les maladies des enfants.

En suivant cette façon de faire, le lait diminue

insensiblement dans sa production, et, lorsqu'on cesse de donner le sein, il achève de disparaître sans qu'on ait besoin de s'en préoccuper. De son côté, l'enfant ne prend pas garde à cette substitution, et, lorsqu'on cesse de lui donner le sein, il ne pense pas à le réclamer. Ainsi disparaîtra ce véritable petit drame qui se joue encore dans quelques familles à l'occasion de la suppression brusque de l'allaitement au sein.

Lorsqu'une femme renonce à l'allaitement au sein dès la naissance de son enfant, ou le supprime brusquement quelques jours après, ses seins gorgés de lait la font souffrir légèrement, mais surtout la préoccupent beaucoup; elle ne se rend pas compte que ces tiraillements qu'elle ressent dans les seins sont dus à la seule pesanteur, et rêve aussitôt de seins engorgés, de tumeurs, etc.....

Tranquillisez-vous : dans ce cas encore, le lait passera tout seul dans quelques jours, les purgatifs les plus énergiques n'avanceront pas d'une heure sa disparition. Tout ce que vous pouvez et devez faire, pour atténuer les tiraillements d'une mamelle trop pleine, c'est de la tenir relevée et immobilisée sous une épaisse couche de coton, fixée par deux serviettes pliées en cravate et passées en sautoir une sur chaque épaule. Ce moyen bien simple, facile à appliquer, vous soulagera beaucoup plus

rapidement qu'une purge toujours ennuyeuse
à avaler et qui vous rend malade pour toute
la journée.

Au régime mixte du sein et du biberon, l'enfant a grandi, il a atteint six, huit, dix, douze
mois ; on lui fait franchir un nouvel échelon
vers l'alimentation commune.

Les bouillies faites avec du lait et des farines alimentaires sont l'aliment qui convient
le mieux à l'enfant après le lait. Les farines
employées à confectionner ces bouillies seront
les farines les plus usuelles et les plus faciles
à trouver sur place à l'état frais : farine de froment, de maïs, d'avoine, fécule de riz, de pommes de terre, farine de légumes secs, haricots,
lentilles, pois, châtaignes. Il y aura grand
avantage à les varier, à ne pas donner la même plusieurs jours de suite, pour exciter l'appétit de l'enfant et pour ne pas fatiguer son
estomac. Tantôt on les sale, tantôt on les sucre.

La panade faite d'une croûte de pain bien
cuite et mijotée dans du lait remplacera parfois la simple bouillie.

A la panade vous ajouterez bientôt un œuf
que vous ferez prendre à la cuillère, brouillé
dans sa coque, ou bien cru, battu en mousse,
avec une cuillerée à café de sucre en poudre.

N'abusez pas des œufs : ils constipent souvent ; un œuf par jour suffit, moins encore si
les selles deviennent rares et dures.

Dans ma précédente visite, je vous ai dit que, vers l'âge de dix mois, l'enfant est arrivé à prendre un litre de lait dans les vingt-quatre heures, et qu'il ne doit jamais dépasser cette quantité quel que soit son âge.

Pour faire sa bouillie ou sa panade, vous prendrez le lait nécessaire sur ce litre, dont le reste sera consommé nature. De cette façon, l'enfant prendra un litre de lait, plus un peu de farine ou de pain ; ce n'est pas le moment d'augmenter la quantité de lait, quand vous ajoutez à ce lait une autre matière nutritive.

Au contraire, quand l'enfant prendra des purées, un œuf, un gâteau, vous diminuerez insensiblement la quantité de lait, de façon à la réduire à une petite timbale par repas.

Ces recommandations visent surtout l'enfant élevé artificiellement : pour celui élevé au sein, il semble inutile d'insister pour faire comprendre qu'une bouillie, une panade, un œuf, remplace une tétée, et il n'est pas question de lui donner un supplément de lait de vache comme boisson.

Les soupes maigres, les pâtes d'Italie, les purées de pommes de terre, de légumes secs et de légumes verts bien tamisées, préparées au lait, au beurre ou à la graisse, compléteront peu à peu les cinq petits repas qu'un enfant bien élevé et bien portant doit faire dans la journée, au moment où le sevrage devient définitif, c'est-à-dire à vingt mois au plus tôt. La nuit, il dormira, et son estomac se reposera comme ses autres organes.

Le plus tard possible, pas avant trois ans, pas avant dix ans, devrais-je dire, si je ne craignais pas de heurter trop de préjugés, donnez-lui un peu de viande, bouillie ou rôtie, une seule fois par jour ; jamais de venaison, de charcuterie, de ragoûts savants et épicés. La nature de la viande importe peu : elle pourra être blanche (poulet, veau, agneau), rouge (bœuf, porc, mouton) ou noire (gibier de poil et de plume) ; l'essentiel, c'est qu'elle soit fraîche, non corrompue, pas même faisandée.

Dès qu'un animal est abattu, la putréfaction de sa chair commence, bien avant que votre odorat vous avertisse. Dans cette viande qui commence à se décomposer, il se forme des poisons subtils que la cuisson, même prolongée, ne fait pas disparaître. Soyez intransigeante sur la fraîcheur seule des viandes que vous consommez.

Rappelez-vous, d'autre part, que les œufs, les laitages, les fromages frais, le beurre, tous les légumes, surtout les farineux, les fruits frais et les fruits secs, fournissent une nourriture plus saine, plus agréable et plus économique que la viande.

Je sais qu'il est de mode et de bon ton de ne se nourrir que de viandes, mais je sais aussi que les végétariens sont plus robustes, plus vigoureux, mieux portants que les mangeurs de viande.

Méfiez-vous du poisson, les enfants ne savent pas en séparer les arêtes. Certains poissons de mer, comme la sole, la barbue, la raie, ont des filets sans arêtes dont l'enfant pourra manger quand il aura toutes ses dents, en veillant à la fraîcheur absolue du poisson.

Les cervelles, les ris de veau serviront à varier les menus de ses repas.

Les bouillons gras, les consommés, les jus de viande, jouissent encore d'une réputation usurpée qu'il est temps de dénoncer. Leur valeur nutritive est presque nulle comparée à celle du lait pris en égale quantité. S'ils ont l'avantage d'être plus parfumés, plus agréables à boire, ils ont le défaut de coûter très cher de soins et d'argent. Dans aucun cas, ils ne peuvent remplacer le lait, soit pour entretenir la vie normale, soit pour donner des forces à un convalescent. L'expérience a plusieurs fois été faite sur des animaux : de petits chiens soumis exclusivement au régime du bouillon et du jus de viande n'ont pas tardé à mourir de faim.

Comme boisson pendant les repas, je n'en connais et n'en recommande que deux : l'eau pure et le lait. Dans l'intervalle des repas, il est bien rare qu'un enfant ait besoin de boire si son régime est bien réglé. Une gorgée d'eau suffira à le désaltérer s'il s'est livré à un jeu mouvementé ou si la température est excessive.

N'allez pas, sous prétexte de lui couper l'eau avec une infusion sucrée, un sirop quelconque, exciter sa gourmandise et le faire boire plus que de raison : vous troublerez les fonctions digestives de l'estomac, et l'intestin sera tout préparé pour la diarrhée.

Vous avez entendu dire, et c'est la vérité, que l'eau est souvent le véhicule de beaucoup de maladies, notamment de la fièvre typhoïde. Aussi devrez-vous bien veiller à ne faire boire à vos enfants et à ne boire vous-même que de l'eau reconnue inoffensive par un long usage. Si vous n'êtes pas sûre de la pureté de votre eau, n'hésitez pas à la faire bouillir et à la consommer refroidie. En temps d'épidémie, l'ébullition de l'eau s'impose. Mais un coupage de l'eau avec un sirop ou même avec un liquide alcoolique n'a jamais rendu potable une eau suspecte ; aux germes d'une maladie que vous ne détruisez pas et qui à la rigueur peuvent ne pas se développer dans l'organisme vous ajoutez le poison alcool, qui, lui, ne peut pas ne pas exercer ses méfaits en traversant les divers organes.

Faut-il donner des fruits aux enfants? me demande-t-on souvent. Oui, à condition que ces fruits soient mûrs, non avariés et propres, c'est-à-dire que, cueillis à point, ils n'aient pas traîné sur les marchés, tripotés par des mains d'une propreté douteuse. Dans ce cas, il sera toujours prudent de les laver ou de les peler quand ce sera possible. Si les fruits viennent de votre verger ou de votre vigne, laissez les enfants en manger à volonté, comme dessert, à l'heure des repas, quand ils auront gentiment mangé leur soupe, leur œuf et leur purée. A ce moment, l'enfant, à moitié rassasié, ne mangera de fruits que modérément et ne sera pas exposé à ces indigestions et diarrhées qui accompagnent l'absorption en cachette de fruits verts et avariés, dérobés au verger voisin.

Présentés ainsi, les fruits ne seront pas considérés comme une friandise ou une récompense, ils feront partie du régime alimentaire.

De même pour les gâteaux, confitures, sucreries et bonbons ; habituez vos enfants à en manger parfois pendant un repas à la place des fruits. Fruits et gâteaux peuvent même constituer à eux seuls le goûter de quatre heures.

Les confitures que vous préparez vous-même sont un excellent aliment qui n'a rien à voir avec la carie des dents.

Ceci entendu, je ne saurais trop vous mettre en garde contre la funeste habitude qui consiste à promettre et à donner des bonbons aux enfants, en dehors des heures des repas, pour les encourager à être sages ou à bien vouloir ne pas faire de caprices.

L'enfant ainsi éduqué prend un goût immodéré des friandises, et emploie toutes sortes de moyens pour satisfaire sa gourmandise pour le fruit défendu. Dès qu'il peut se procurer une pièce de menue monnaie, il court chez l'épicier voisin, dont les bocaux bariolés exposés en vitrine lui tirent l'œil. Or, ces friandises achetées au détail sont souvent des produits très inférieurs, dans lesquels le sucre n'entre que pour une très faible part, mais où triomphent les colorants et les essences malfaisantes. Si vous ne pouvez empêcher un parent ou un ami de la maison d'offrir parfois un sac de bonbons à vos enfants, acceptez-le de bonne grâce, mais distribuez-les vous-même sagement aux heures convenables.

SEPTIÈME VISITE

La suralimentation et ses accidents. — Les faux
anémiques.

« Docteur, je n'ai pas assez de lait pour mon enfant. — Docteur, mon enfant ne mange rien, donnez-lui quelque chose pour lui ouvrir l'appétit. » Voilà souvent les propos qui m'accueillent à mon arrivée auprès d'un prétendu petit malade.

Invariablement, je réponds : « Non, Madame, vous avez assez de lait, votre enfant mange assez, il est même fort probable qu'il mange trop, il ne doit avoir qu'une toute petite indigestion. »

Oui, Madame, neuf fois sur dix, devant une table abondamment servie, un enfant, n'écoutant que sa gourmandise et surtout entraîné par l'exemple des grandes personnes, mange trop. Vous n'avez donc pas à exciter son appétit, mais à le modérer et à doser les aliments qu'il doit prendre. Vous éviterez ainsi les va-

6

gues malaises que l'on met complaisamment sur le compte de l'anémie, de la croissance, et qui ne sont que des malaises produits par la suralimentation.

Toutes les mamans qui nourrissent leur enfant ont peur de n'avoir pas assez de lait; c'est une mode. Une de mes clientes, allaitant un enfant de cinq semaines de belle apparence, ne fut convaincue qu'elle avait assez de lait que le jour où, lui ayant procuré une paire de balances, je lui eus prouvé, clair comme le jour, qu'après une tétée prise en ma présence, l'enfant avait augmenté de quatre-vingts grammes, poids du lait qui de son sein était passé dans l'estomac de l'enfant. Si vous aviez des doutes sur la quantité de lait absorbée, consultez la balance, c'est un témoin impartial.

Mais la maman ne se tient pas pour battue. Ne pouvant nier que son lait est assez abondant, elle affirmera qu'il n'est pas nourrissant, qu'il est clair. La figure prospère du nourrisson a beau démentir cette assertion, il faudra encore une fois faire intervenir la balance, et prouver à la maman que son enfant augmente de poids dans les bonnes moyennes qui sont de :

25 grammes par jour pendant	le 1er mois.
23	—	—	—	les 2e, 3e et 4e mois.
20	—	—	—	les 5e et 6e mois.
18	—	—	—	les 7e et 8e mois.
12	—	—	—	les 9e, 10e et 11e mois.
8	—	—	—	de 12 à 16 mois.

Ces chiffres ne sont que des moyennes, que
certains enfants dépassent, mais que d'autres
peuvent ne pas atteindre, tout en se portant
bien.

Ne pas oublier que, pendant les premiers
jours, tous les enfants perdent de leur poids et
ne commencent à gagner qu'à la fin de la première semaine.

Quand les enfants sont admis à la table fami-
liale, on se réjouit de leur capacité stomacale,
on est content de les voir manger comme père
et mère, et dans leur entourage, c'est à qui les
encouragera le mieux dans cette voie.

Il faudra qu'une mère soit aveugle pour
n'avoir pas remarqué combien les malaises
sont fréquents chez les enfants le lendemain
d'une fête de famille ou d'une fête carillonnée.
C'est que ces jours-là on dépasse la mesure du
gavage, et l'estomac, fatigué par ce surcroît de
travail, proteste vigoureusement et se révolte.
Résultat le plus clair : appel au docteur, vomitif, deux jours de diète lactée.

A un enfant d'une vingtaine de mois, quelquefois moins, on fera avaler un énorme bif-
teck, et, si les dernières bouchées passent moins
facilement que les premières, voici pour l'encourager : « Avale ta viande, sans pain, si tu
veux, mais achève ta viande. » Malheureux
enfant victime d'un double préjugé ! Vous le

faites manger plus qu'à sa faim, ce qu'aucune
bête de la création n'a jamais fait à l'état libre,
et vous lui apprenez que la viande lui est plus
nécessaire que le pain !

A ce régime, l'enfant devient vite un dyspep-
tique par suralimentation. Il est rare que les
selles soient normales, elles seront plutôt rares
et dures, de temps à autre la langue sera salé
et l'haleine fétide, les migraines alterneront
avec des accès de fièvre et des coliques sèches.
Ajoutez à cela des traits tirés, une figure pâle,
décolorée, et vous aurez le tableau complet du
faux anémique dont on aggrave l'état par des
apéritifs, des digestifs, des toniques, des ferrugineux et des dépuratifs.

J'ai connu une maman qui poussait cette
furie de la suralimentation au point d'éveiller
la nuit un gamin de cinq ans pour lui faire
avaler un bol de chocolat au lait bien épais.
Cet enfant ne passait pas de semaine sans
avoir une indigestion, ou plutôt il était constamment en état d'indigestion, et je ne décou-
vris ce fait d'extravagante sollicitude maternelle qu'après lui avoir donné mes soins pendant plusieurs mois.

Depuis, j'ai eu à constater les méfaits de la
suralimentation chez l'enfant d'une pauvresse.
Une mère de famille vivant moitié de la charité
publique, moitié de son travail, allaitait son

quatrième enfant, et, persuadée que son lait était insuffisant, elle lui donnait en plus un demi-litre de lait de vache. L'enfant dépérissait à vue d'œil ; il me suffit de réduire le lait de vache à 250 grammes pour que cet enfant reprît son développement normal.

La suralimentation n'est donc pas seulement une maladie d'enfant riche, elle sévit dans toutes les classes de la société.

N'excitez jamais un enfant à manger, laissez-le suivre son instinct, qui lui conseille de ne pas fatiguer son estomac. S'il n'accepte pas volontiers la nourriture ordinaire, s'il refuse sa bouillie ou sa soupe après deux ou trois cuillerées, c'est qu'il sent que cela lui fait mal. De lui-même, il se met à la diète ; n'insistez pas : il se guérira plus sûrement qu'avec le purgatif ou le vomitif que vous méditez déjà de lui administrer de votre propre autorité, ou après avis de votre complaisant docteur.

Rien n'est plus funeste à la régularité de l'appétit et de la digestion que l'habitude qu'on laisse prendre à certains enfants de grignoter toute la journée en dehors de l'heure des repas. Il y a là plus qu'une faute contre la civilité puérile et honnête.

Certains rigoristes vous conseilleront de ne pas faire asseoir les tout jeunes enfants à la table commune pour mieux régler leur régime. Je ne suis pas du tout de leur avis, et votre volonté ferme doit suffire à régler ce régime. La présence ou l'absence de l'enfant à table est chose secondaire.

Quand l'enfant saura se servir proprement d'une cuillère, il mangera en même temps que vous les aliments préparés exprès pour lui ; il s'habituera facilement à ne rien demander si vous ne vous amusez pas à lui faire goûter de tout ce qui paraît sur la table.

Tant que l'enfant aura besoin de votre concours pour prendre sa panade ou sa bouillie, faites lui faire son petit repas quelques instants avant le vôtre.

Vous pourrez alors le mettre à table, il en sera l'ornement et la joie ; mais, occupé déjà à digérer, il vous laissera manger tranquillement, se contentant de faire main basse sur tous les objets à sa portée. Gare aux verres, aux couteaux, aux fourchettes !

Les troubles que je vous ai décrits comme résultant de la suralimentation ont été depuis longtemps mis sur le compte de l'anémie.

L'anémie a été et est encore fort à la mode. Toutes les mamans découvrent un beau jour que leur enfant est anémique et, sans plus délibérer, s'en vont chez le marchand du coin acheter un quinquina ferrugineux. Le marchand découvre à son tour que l'enfant a aussi besoin de dépuratifs, et se défait en sa faveur d'une bouteille d'huile de foie de morue ou de sirop de raifort iodé.

L'enfant avale avec plaisir le quinquina, avec répugnance l'huile de morue ou le sirop; il y a bien, de ci, de là, quelques crampes d'estomac, quelques troubles digestifs, quelques vomissements même, mais c'est tant mieux, les remèdes le travaillent. Il lui sort quelques boutons sur la peau, c'est la dépuration qui commence. Les bouteilles vides sont renouvelées, cela dure quelques années, l'enfant grandit malgré les remèdes, puis un beau jour on le déclare guéri, il a assez pris de toniques et de dépuratifs.

J'étonne toujours les mamans, et je vais vous étonner vous-même, en vous disant que les enfants n'ont jamais besoin de dépuratifs et que les rares cas d'anémie qu'on observe ne sont nullement guéris par le vin de quinquina.

Quand votre enfant vous paraîtra fatigué, au lieu de le déclarer tout de suite anémique, cherchez si le genre de vie qu'il mène convient à son âge, à son tempérament. Ne serait-il pas plus juste d'accuser la mauvaise hygiène de l'internat, un travail intellectuel trop précoce et trop acharné, une mauvaise direction dans son alimentation? Ne mange-t-il pas trop, et des aliments trop échauffants? Va-t-il à la garde-robe tous les jours? Voilà un point sur lequel je ne saurais trop attirer votre attention.

S'il n'y a pas concordance entre les entrées et les sorties, c'est que la nutrition se fait mal, les tissus sont décolorés, et le sang est réellement vicié. Le dépuratif qu'il lui faut, c'est un changement complet de régime, c'est la vie au grand air et non dans une salle d'étude, c'est le jeu en pleine lumière et non une immobilité de prisonnier en cellule, c'est une nourriture composée en grande partie de laitages, de bonnes soupes, de féculents, d'œufs, de fruits, et non de remèdes qui irritent son estomac, troublent ses digestions et augmentent le mal au lieu de le guérir.

Les parents se doutent bien que la réclusion dans un couvent-prison ou un collège-caserne n'est pas faite pour donner des couleurs aux joues des enfants ; ils conviennent même que, pendant les vacances, ils se portent mieux ; mais l'instruction à faire donner, l'avenir à assurer l'emportent sur toute considération et on demande à la droguerie de remplacer la nature.

Voyez les enfants des paysans, s'ils sont râblés et s'ils ont leurs joues fraîches, malgré la nourriture plutôt grossière qu'ils reçoivent ; c'est que les remèdes coûtent cher, et on les laisse chez le pharmacien ; puis, s'ils vont à

l'école quelques heures par jour, ils font souvent un bon bout de chemin à l'air pur, à
l'aller et au retour.

Il faut vraiment admirer le nombre relati-
vement restreint des enfants qui deviennent
sérieusement malades, quand on songe à tout
le mal que se donnent parfois les parents pour
abîmer leur santé. Et ce que j'admire encore
plus que cette résistance aux remèdes, c'est la
candeur des parents qui ont une foi aveugle
dans l'efficacité de tous les remèdes qu'on leur
recommande, quelle que soit la personnalité
du charlatan. Grands naïfs que vous êtes,
quand vous rendrez-vous compte que ces gué-
risseurs qui encombrent de leurs mirifiques
promesses'les quatrièmes pages des journaux
n'en veulent qu'à votre bourse, qu'ils escomp-
tent votre crédulité pour s'enrichir, et que la
santé de votre enfant, qu'ils ne connaissent
pas, est le moindre de leurs soucis !

La maigreur des enfants est un autre cau-
chemar des mamans. Dès qu'un enfant sort de
la première enfance, il se transforme et perd
l'embonpoint que présentent les poupons.
C'est un fait tellement naturel que je m'étonne
encore du nombre des mamans qui s'en plai-
gnent. Comment voulez-vous qu'un enfant de
cinq, six ans, qui ne tient pas en place, qui a
hâte d'avoir fini de manger pour aller courir,

soit gras. Ne redoutez-vous pas pour vous-même, Madame, ce léger embonpoint qui vous guette au tournant de la quarantaine? Pourquoi le désirer pour votre enfant à un âge si précoce?

Non seulement l'obésité est un commencement de déchéance physique, mais elle complique gravement toutes les maladies aiguës. Les gens maigres sont des gens bien portants, les gens gras sont des malades.

Je vous le répète encore, nous mangeons trop, nous buvons trop. Soyons sobres et nous n'aurons pas besoin de remèdes.

HUITIÈME VISITE

Que doit être le maillot ? — Il doit protéger du froid,
sans gêner les membres de l'enfant ; il doit être propre
sans luxe. — Première sortie de l'enfant.

Quelques mots seulement sur la façon d'em-
maillotter et d'habiller les enfants. Mon intention n'est pas de vous énumérer les pièces du
trousseau dont il faudra vous munir, ni de
vous recommander telle mode plutôt que telle
autre. Chacune de vous, suivant les habitudes
du pays et suivant sa bourse, y pourvoira à
sa guise.

Quel que soit le système de toilette adopté,
n'oubliez pas les recommandations suivantes ;
elles sont capitales :

1° Que les vêtements sont destinés à protéger
l'enfant contre les intempéries de la saison.

2° Que jamais les vêtements de l'enfant ne
soient un prétexte à exhibition luxueuse de
dentelles, broderies, velours et rubans.

3° Que les linges intimes en contact avec la
peau soient toujours propres et secs.

4° Que, dans ses divers ajustements, l'enfant ne soit ni serré, ni comprimé.

Les vêtements ne doivent servir exclusivement qu'à protéger la peau contre le froid et la chaleur ; peu importent donc la forme et la coupe.

Pour la commodité de la toilette, ils se divisent en deux parties : les vêtements de la poitrine et des bras, les vêtements du ventre et des jambes, reliés entre eux par deux ou trois tours d'une large bande de toile fixée par des épingles de nourrice ou mieux des rubans de fil.

Plus le vêtement sera simple et aisé à défaire, moins il vous en coûtera pour le changer à la moindre souillure, et c'est là l'essentiel.

Dès que l'enfant quitte le maillot, on a une fâcheuse tendance à lui laisser les jambes nues, et les enfants s'enrhument malgré les innombrables corsages qu'on superpose sur leur poitrine. Un jour, j'ai compté sept corsages de forme et de tissus divers autour de la poitrine d'une fillette de deux ans, sans parler d'une serviette de table pliée en quatre dans sa longueur et lui entourant deux fois le torse. En revanche, cette enfant avait les jambes nues et le froid lui bleuissait les cuisses et les fesses.

Ces modes-là sont peut-être très anglaises, mais elles ne sont ni belles ni bonnes, pas même en été, lorsqu'on voit les maigres pattes des tout petits harcelées par les mouches et les moustiques, et écorchées par des ongles qui grattent vigoureusement où ça démange.

Aussi fâcheuse la mode qui transforme l'enfant au maillot en un étalage de blanc et de dentelles. Les dessus sont trop beaux pour que les dessous soient immaculés. L'orgueil de la maman serait bien plus légitime si elle ne cherchait à n'attirer les regards que sur la bonne mine de son enfant. La trop grande richesse d'un écrin a l'air de vouloir faire oublier le joyau qu'il contient.

Le poète n'avait certes pas l'intention de magnifier les falbalas quand il disait :

Il est si beau l'enfant avec son doux sourire !

Le sourire est en effet toute la beauté, toute la parure de l'enfant, mais ce sourire disparaît du visage du bambin qu'on exhibe dans la rue sous les flots d'une riche lingerie dont le poids l'accable.

Voyez de même le petit bonhomme qui va à la promenade sous un habit somptueux dans lequel il n'ose pas se remuer ; pour le gêner davantage on lui a mis des gants et un col empesé qui l'emprisonne comme dans un carcan. De quel œil d'envie ne regarde-t-il pas le petit va-nu-pieds, aux cheveux ébouriffés, qui se roule à volonté sur le sable ou sur le gazon !

Que vos enfants portent toujours des habits dans lesquels ils puissent jouer, qu'ils puissent froisser et tacher sans être grondés, en un mot, des habits qui puissent se laver souvent.

Répéter que les enfants doivent être tenus proprement, même dans leurs langes, paraît être une banalité inutile. Je le voudrais bien, mais je voudrais aussi que mon odorat ne fût plus offusqué par ces relents d'urine qui se dégagent trop souvent des nourrissons les plus choyés, les plus dorlotés.

Rien d'étonnant à cela, car, en somme, même l'enfant tenu le plus proprement dans son maillot passe sa vie à macérer dans l'urine qui imbibe ses tissus, les rend fragiles et prêts à se déchirer au moindre frottement un peu dur. Si l'enfant est gras, les bourrelets formés par la peau au niveau des cuisses ne permettent pas un nettoyage complet, la peau s'échauffe et s'excorie.

Vous éviterez ces petites misères en usant du maillot ample, flottant, ouvert par en bas, permettant à l'air de venir affermir les tissus des jambes, et permettant à ces jambes de dépenser leur activité en mouvements continus sans pour cela les exposer au froid. Un maillot peut être lâche, facile à aérer, sans cesser d'être chaud.

Un enfant qui aura pu remuer ses jambes

dans son maillot dès sa naissance, marchera trois mois plus tôt que celui qui aura été condamné à l'immobilité absolue jusqu'à l'âge de cinq ou six mois.

Si l'enfant pouvait parler, il vous dirait bien souvent, quand vous faites sa toilette : « Petite mère, tu me serres trop, laisse-moi la liberté de remuer les jambes ; tu me comprimes le ventre et la poitrine et c'est à peine si je puis respirer. »

Mais, au fait, il vous dit tout cela, dans son langage à lui, mais vous ne le comprenez pas, faute de l'avoir étudié ; je vais vous l'apprendre.

Votre enfant pleure, vous constatez qu'il a besoin de changer et vous vous préparez à le faire. Jusqu'ici, c'est parfait ; vous avez compris le langage des pleurs. A peine avez-vous commencé de désemmaillotter l'enfant que celui-ci cesse ses pleurs ; vous continuez sa toilette, il sourit ; vous le laissez tout nu un moment sur vos genoux, dans un linge sec, il commence à agiter vigoureusement ses jambes ; de ses mains, il attrape un pied, puis l'autre ; tout son corps se remue, il rit aux éclats et essaie ses premiers bégaiements. Ce langage n'est-il pas éloquent, ne vous crie-t-il pas avec son sourire, avec les gestes de tout son corps : « qu'on est bien dans un linge sec, quand on peut y gambader à son aise » ? Vous prenez les

deux jambes, et, chacune bien roulée dans un
pli du lange, vous les étirez pour qu'elles soient
bien droites, et les ficelez solidement dans
cette position grâce à des couches bien serrées
et bien tirées. L'enfant ne pleure plus, mais
c'est tout juste, son sourire a disparu ; cela
veut dire dans son langage : « Je ne suis pas
fâché d'être dans des langes propres et secs,
mais j'y suis bien serré, ce n'est pas du tout
rigolo. »

Quel but se propose la maman qui ligote
ainsi son enfant ? car, dans toute action, il y a
un but à atteindre. C'est d'empêcher les jambes de l'enfant de se tordre, de les redresser
même, car elles paraissent toujours tordues.
Réfléchissez un peu à la position plutôt gênée
que l'enfant occupe avant sa naissance, et ne
soyez pas étonnée que ses jambes ne se redres-
sent pas dès le lendemain, que ses pieds ne
présentent pas directement leur plante vers le
sol. C'est leur forme normale ; un enfant qui
vient de naître et dans les premiers jours qui
suivent sa naissance a les jambes légèrement
arquées, et les pieds tordus en dedans de façon qu'il peut frapper les plantes l'une contre
l'autre, comme nous frappons les paumes des
mains. Mais tranquillisez-vous, la nature se
charge de redresser tout cela, elle a encore
douze longs mois avant que l'enfant commence

à faire ses premiers pas. Avez-vous vu des animaux entourer de bandelettes les pattes de leurs petits? Jamais, n'est-ce pas! Et avez-vous vu ces petits devenir cagneux? Jamais non plus! Pourquoi voulez-vous que la nature se montre moins généreuse pour les petits hommes?

Si cette comparaison avec nos frères inférieurs ne vous satisfait pas, je puis vous citer la façon de faire de la femme arabe, qui empaquette son poupon dans trois ou quatre carrés de toile d'où ne sort que la tête, et qui porte constamment ce petit paquet dans une pièce de toile plus longue, passée en sautoir sur une épaule et formant besace sur le dos. Ainsi chargée, elle vaque à tous les soins du ménage et l'enfant est mieux surveillé que dans un berceau abandonné auprès du feu.

Ces enfants passent ainsi roulés en boule les premiers mois de leur existence; mais, n'était-ce pas leur position avant de venir au jour? Et je vous assure que, devenus hommes, ce seront des gaillards bien plantés, parmi lesquels les jambes cagneuses sont inconnues. Quant au beau sexe arabe, il a une façon de cambrer le torse, de porter la tête et les épaules, la poitrine sortie, que nos Françaises n'atteindront jamais tant que le corset continuera à leur serrer les flancs et à leur arrondir les épaules.

Une remarque que j'avais faite bien avant que je songeasse à écrire cet opuscule, c'est que le petit Arabe ne sent jamais l'urine, car, dès qu'il s'est mouillé, rien de plus facile que de changer les linges dans lesquels il est roulé, pas même roulé, il est pour ainsi dire couché dans un nid dont les bords se rabattent sur lui pour le couvrir sans le serrer ni l'étouffer.

En voyant les peuples primitifs, où l'allaitement mercenaire est inconnu, soigner ainsi leurs enfants, je suis arrivé à croire que le maillot serré a été inventé par quelque nourrice peu soigneuse de la propreté de son nourrisson qui trouva plus commode de cacher ses saletés sous un triple rang de bandes, plutôt que de le changer et de le laver chaque fois qu'il s'était sali.

Vous êtes préoccupée de savoir si votre enfant devra garder la chambre et l'appartement aussi longtemps que vous. Non, Madame; la température est favorable, et, bien qu'il entre à peine dans sa troisième semaine, l'enfant peut être promené au grand air pendant quelques instants.

S'il avait fait froid, vous auriez pu attendre quelques jours de plus.

Dès qu'il restera éveillé plusieurs heures par jour, vous en profiterez pour le faire sortir tous les jours, quelque temps qu'il fasse. Habi-

tuer les enfants à respirer de bonne heure le
grand air, c'est encore la meilleure façon de
leur éviter les rhumes et les bronchites en les
aguerrissant contre les variations de température.

Je crois inutile d'insister sur ce fait, qu'il
faut profiter pour sortir de ce qu'on appelle les
bonnes heures de la journée. Il ne viendrait à
l'idée de personne d'aller se promener avec la
pluie.

NEUVIÈME VISITE

Toilette de la peau. — Toilette de la tête. — Habitudes de propreté à faire prendre de très bonne heure. — Soins à donner aux dents. — Des hochets. — Des joujoux.

Vous voudriez savoir si vous devez donner des bains à votre enfant?

Oui, si, par bain, vous entendez ce que vous faites déjà, l'action de plonger l'enfant tout nu dans un récipient où il baigne complètement, et là le laver rapidement en frottant avec une main toute la surface de la peau, la figure exceptée, qui doit être tenue hors de l'eau et lavée à part avec une autre eau que celle du bain. Lavez ainsi votre enfant pendant une minute, plusieurs fois par jour si vous voulez, il ne sera jamais trop propre.

Après ce grand lavage, séchez-le en le tamponnant, sans frotter. Il est inutile et même nuisible de poudrer la peau. Si l'enfant est dans un maillot large, facile à aérer, la peau restera sèche; s'il est en moiteur dans un maillot hermétiquement clos, la poudre se transforme en pâte difficile à détacher à la toilette suivante; cette pâte s'aigrit, fermente et devient irritante pour la peau.

Non, si par bain vous entendez une immobilité dans l'eau prolongée à cinq, six et dix minutes. La peau de l'enfant se ramollit sous l'influence de l'eau, et elle offre une prise plus facile à toute sorte d'éruptions. En outre, si vous ne surveillez pas attentivement la température du bain, l'enfant s'y refroidit à la longue.

Au contraire, dans le bain rapide que je vous recommande, vous pouvez employer de l'eau presque fraîche, l'enfant s'en trouvera aguerri contre les refroidissements. Le bain quotidien du nourrisson se transformera en douche froide dès que l'enfant sera assez fort pour se tenir debout ou accroupi dans une large cuvette, prêt à recevoir un pot à eau ou un broc d'eau sur les épaules.

Cette toilette, que vous exécuterez ou surveillerez vous-même, aura l'avantage de vous faire voir, au moins une fois par jour, votre enfant tout nu; vous en profiterez pour dépister dès leur origine ces déviations de la taille qui atteignent trop souvent les jeunes filles au commencement de la seconde enfance.

Qu'un léger malaise de l'enfant ne soit pas

un motif pour suspendre ou différer la toilette quotidienne. Que de fois, pour ne pas dire toujours, appelé auprès d'un bébé que sa maman croit souffrant, je trouve celui-ci la figure sale, les cheveux ébouriffés, répandus sur le visage, les yeux rouges du sommeil de la nuit, et la maman, pour expliquer ce désordre, se hâte de me dire : « Docteur, le voyant souffrant, je n'ai pas osé le laver, j'ai eu peur que ça lui fasse mal. »

Rassurez-vous, Madame, un peu d'eau fraîche sur la peau n'a jamais fait de mal à personne. Si vous nettoyez votre enfant deux fois par jour quand il est bien portant, nettoyez-le quatre fois quand il sera malade, quelle que soit sa maladie, même et surtout si c'est une fièvre éruptive (rougeole, scarlatine, variole) que vous craignez tant de voir rentrer. Une peau fraîche, souple, fonctionnant bien, favorisera au contraire la sortie de l'éruption au lieu de la contrarier.

Vous remarquerez toujours qu'après sa toilette, le petit malade entre dans une période de calme et de repos plus ou moins longue.

La peau a une mission importante à remplir dans les rouages de la vie ; si vous la laissez se durcir, se dessécher par la fièvre, se recouvrir d'une couche de saleté qui bouche ses innombrables glandes, vous supprimez ses fonctions et vous compliquez la maladie quelle que soit sa nature.

Je vois que, dans cette toilette générale, vous n'oubliez pas celle du cuir chevelu, et avec raison, car la tête des enfants, même tout jeunes, demande autant de soins que la tête d'un adulte. La peau qui la recouvre est le siège d'une sécrétion graisseuse abondante, qui s'accumule rapidement en une couche assez épaisse pour agglutiner les cheveux et nuire à leur développement.

Si l'eau tiède ne suffisait pas à tenir la tête propre, savonnez légèrement pour ramollir et dissoudre cette sécrétion graisseuse, et frottez légèrement avec un linge sec un peu rude.

C'est au milieu de cette crasse que se nichent les premiers insectes et que se développe l'eczéma du cuir chevelu.

Les gens ignorants attribuent à cette couche de crasse, on ne peut lui donner d'autre nom, une influence mystérieuse sur le cerveau et l'intelligence de l'enfant, et se garderaient bien d'y toucher.

Mais l'enfant, que cette crasse gêne et qui ne fait pas encore de si beaux raisonnements, frotte sa tête sur son oreiller et se débarrasse de sa crasse sur toutes les parties qu'il peut frotter, c'est-à-dire sur les côtés et sur le derrière. Il ne peut frotter le sommet et le devant de la tête, aussi n'est-ce qu'en ces régions que vous trouverez de la crasse. Il fait comme l'âne qu'on n'étrille jamais et qui se roule à terre sur le dos pour se racler l'épiderme.

Obtenir de bonne heure des enfants des habitudes de propreté, c'est simplifier de beaucoup leur toilette et les soins qu'elle demande. Il est évident qu'un enfant se trouvera mieux d'être toujours propre que d'être nettoyé dix fois par jour.

Pour arriver à ce résultat pendant le jour, il suffit d'un peu de patience et de bonne volonté. Plusieurs fois par jour, à intervalles réguliers, avant l'heure présumée où il va se satisfaire, mettez-le dans une position convenable et invitez-le à faire ses besoins. Après quelques réussites, l'enfant se trouvera si bien de se sentir toujours propre, qu'il sollicitera lui-même votre attention.

Evitez de laisser un enfant accroupi trop longtemps par crainte de voir se produire une chute du rectum. La position accroupie sur les talons est meilleure que la position assise sur un vase, car l'enfant, se fatigant plus vite, y restera moins longtemps.

L'incontinence nocturne d'urine est rarement une maladie. Un enfant pisse au lit parce que le besoin d'uriner n'est pas assez fort pour le tirer d'un profond sommeil. Sa vessie est pleine, elle se vide dans le lit, après avoir demandé plusieurs fois la permission au cerveau endormi et sourd. Vous éviterez presque sûrement que votre enfant pisse au lit en veillant sur sa boisson au repas du soir ; réduisez les liquides au strict nécessaire : une petite timbale absorbée par gorgées en trois ou quatre fois au cours du repas.

Si, malgré ce régime sec, l'enfant continue à pisser pendant la nuit, voici un moyen simple et pratique de l'empêcher de pisser dans ses draps.

Vers le milieu de la nuit, vous éveillez l'enfant couché dans son berceau, à côté de votre lit, et vous l'invitez à pisser dans le vase que vous lui tendez : moitié endormi, moitié réveillé, l'enfant s'exécute, et il est rare que, dans la seconde partie de la nuit, il éprouve encore le même besoin, puisqu'il aura évacué le liquide absorbé pendant le repas du soir ou en se couchant. C'est à vous de chercher à quelle heure de la nuit s'opère la première émission d'urine, et à éveiller l'enfant toujours à la même heure, avant qu'elle se produise.

S'il s'en produit une autre vers le matin, vous procéderez de même.

Pour ne pas veiller toute la nuit à guetter l'heure propice, achetez un réveille-matin, dont le prix d'achat sera vite économisé sur le blanchissage et l'usure du linge et de la literie.

Bien que la sortie des premières dents soit encore éloignée, je puis dès aujourd'hui vous dire un mot de leur façon de se développer, et surtout de leur conservation quand elles sont sorties.

Pour traiter complètement la question de la dentition, il faudrait un volume. Je tiens à vous dire simplement que la sortie des dents n'est pas une maladie, pas plus que la pousse des ongles et des cheveux. Un enfant bien portant, nourri au sein, mettra toutes ses dents sans que vous vous en aperceviez. Un enfant mal nourri, alimenté trop tôt, sujet aux troubles intestinaux, traversera une crise grave à l'éruption de chaque groupe dentaire, incisives, canines ou molaires ; il sera malade en faisant ses dents, parce qu'il était malade antérieurement, et que sa santé, compromise par une mauvaise alimentation, transforme en maladie grave le moindre bobo, qui passerait inaperçu chez un enfant bien nourri.

Tous les sirops soi-disant dentaires sont à base de narcotiques, particulièrement d'opium, et ne calment l'enfant qu'en l'assommant et parfois en aggravant ses troubles digestifs.

La meilleure façon de combattre les malaises produits par la dentition est de soigner l'estomac.

La dentition est d'autant plus précoce et

plus régulière que l'enfant a été nourri plus longtemps au sein, à l'exclusion de tout autre aliment.

Beaucoup de mamans se préoccupent des malaises provoqués par l'éruption des dents, mais peu, dans la suite, s'appliquent à conserver ces dents intactes, à les préserver de la carie.

Votre sollicitude doit s'étendre même aux dents de lait, destinées à tomber et à être remplacées à partir de l'âge de sept ans. La carie et la chute précoce des dents de lait entraînent une déformation des maxillaires, qui s'arrêtent dans leur développement et ne sont plus assez larges pour loger à l'aise toutes les dents permanentes ; de là, ces implantations vicieuses qui disgracient totalement un joli visage. De plus, la carie des dents de lait peut se transmettre aux dents permanentes, dont la première sortie, la première grosse molaire, arrive dans la bouche avant qu'aucune dent de lait soit tombée. Aussi, cette dent permanente, dite dent de six ans, est-elle presque toujours cariée.

De très bonne heure, habituez donc vos enfants à faire la toilette de leur bouche, aussi régulièrement que celle de tout le reste du corps.

Une brosse en caoutchouc, ou en crin, un peu de craie en poudre (craie préparée des droguistes) ou même le simple savon blanc, de l'eau claire, suffisent pour cette toilette. Point n'est besoin de dentifrices miraculeux et de poudres savamment préparées. La brosse, si elle est en crin, doit être dure, mais, en crin ou en caoutchouc, il faut la manier vigoureusement et dans tous les sens, de façon à nettoyer toute la surface des dents et surtout leurs intervalles.

Vous habituerez votre enfant à faire cette toilette matin et soir, mais principalement le soir, avant le coucher, pour éviter les fermentations des débris alimentaires. Le soir on a toujours le temps, tandis que le matin on est pressé par l'heure de l'école, les leçons à apprendre, et on abrège la toilette.

Au sujet de l'hygiène de la bouche, je dois vous rappeler que l'enfant porte instinctivement à sa bouche tous les objets qui lui tombent sous la main, surtout pendant l'éruption des dents.

On suspend alors à son cou des hochets sur lesquels il use ses gencives et calme ainsi l'agacement qu'il y ressent. Renoncez à ces hochets luxueux, qui sont de petits bijoux d'orfèvrerie, mais qui ont l'inconvénient de ne pouvoir être nettoyés, de se composer d'arêtes saillantes qui blessent les gencives, et de grelots qui disparaissent un beau jour dans la trachée de l'enfant. Le seul hochet pratique est l'anneau d'ivoire ou d'os, uni, assez large pour ne pouvoir être avalé et facile à ébouillanter tous les jours pour le débarrasser des souillures qui, rapportées dans la bouche, favorisent l'éclosion de divers troubles gastro-intestinaux, dont le plus fréquent est le muguet.

Les mêmes réflexions s'appliquent aux joujoux ; ils doivent être d'un seul bloc, à contours arrondis et ne pas être peints de couleurs que détrempe la salive. Moins ils seront coûteux, plus ils seront faciles à renouveler dès qu'ils seront sales, et surtout vous n'hésiterez pas à les mettre au feu quand ils auront servi à amuser un enfant au cours d'une convalescence.

DIXIÈME VISITE

Depuis la naissance de bébé, c'est la première fois que vous l'avez vu fatigué, mais
vous voilà rassurée en constatant qu'il n'a eu
qu'une très légère indigestion.

Je profite de l'occasion pour vous dire quelques mots sur les principales maladies que
vous pouvez lui éviter par une hygiène bien
comprise.

L'ophtalmie des nouveau-nés, négligée vingt-
quatre heures, peut aveugler sa victime sans
remède pour le restant de ses jours.

Pour prévenir cet affreux malheur, vous ne
sauriez trop vous préoccuper des pertes blan-
ches ou jaunes que vous pourriez avoir au
cours d'une autre grossesse. Dans les derniers

jours qui précèdent la naissance, redoublez de soins de propreté, usez largement de l'eau chaude en injections et du savon pour la toilette extérieure. Si, malgré toutes vos précautions, vous vous aperceviez un jour que les yeux de votre enfant sont rouges, larmoyants, boursouflés, avec les paupières collées par un peu de pus, appelez sans hésiter votre médecin. Les heures sont comptées, ne vous exposez pas à le voir arriver pour vous dire : « Madame, il est trop tard, votre enfant est aveugle pour toute sa vie. »

Je n'oublierai jamais le désespoir d'une pauvre mère algérienne qui avait fait un jour de route pour m'apporter son enfant malade depuis l'avant-veille seulement, et à laquelle je fus obligé de faire ce terrible aveu.

Heureusement toutes les maladies de l'enfant ne procèdent pas avec cette rapidité foudroyante. On peut affirmer, et on n'est pas loin de la vérité absolue, que tous les malaises et indispositions du jeune enfant sont liés au fonctionnement de son tube digestif. Cela est facile à comprendre si l'on songe à l'importance capitale qu'il occupe dans la vie de l'enfant. Tous les autres organes sont encore endormis, lui seul fonctionne avec une activité prodigieuse, au point de doubler en quelques mois la masse et le poids de l'enfant. Le moindre trouble dans son fonctionnement se traduit d'une manière visible par des cris, des vomissements, de la diarrhée, des convulsions passagères, des poussées d'eczéma, l'arrêt du développement.

Le cri est le langage naturel de l'enfant : à la moindre contrariété, à la moindre gêne, à la moindre douleur, l'enfant crie parce qu'il ne peut pas parler ; aussi n'est-ce pas par des discours, des caresses, des gronderies, des secousses, que vous calmerez ses cris. Recherchez la cause de chacun et à chacun apportez un remède approprié.

Ces cris peuvent indiquer que l'enfant souffre dans ses langes humides et qu'il demande à être changé ; ou bien qu'il est trop serré et que ses membres engourdis demandent un peu de mouvement. Je ne puis mieux vous faire comprendre ce besoin de mouvement de l'enfant qu'en vous rappelant la souffrance intolérable que vous subiriez, si, votre bras ou votre jambe étant placés dans une mauvaise position, il vous était impossible de les changer de place.

D'autres fois, les cris proviennent de coliques inévitables au cours des premières digestions. Un bon moyen de calmer ces coliques est de défaire l'enfant et de lui frictionner le ventre lentement mais vigoureusement avec vos doigts rendus glissants par un corps gras, beurre, saindoux, huile et mieux vaseline, qui ne tache pas autant. Gardez-vous de le faire téter à ce moment, comme je vous l'ai longuement expliqué plus haut ; en troublant ainsi le travail de l'estomac, vous ne feriez qu'aggraver l'indigestion et les coliques.

Gardez-vous aussi d'un moyen que j'ai vu employer dans l'Albigeois ; je ne sais s'il existe ailleurs. Il consiste à nouer dans un bout de linge, soit un morceau de sucre, soit quelques pastilles de gomme, soit un morceau de biscuit ou une croûte de pain, le tout trempé dans l'eau et tenu en permanence dans la bouche de l'enfant, qui le suce. Pendant qu'il suce, certes, il ne pleure pas, mais la diarrhée se déclare bientôt et ne cesse que le jour où l'on est assez tenace pour faire supprimer la sucette : c'est le nom de cet appareil.

Une de mes clientes, femme d'un sous-officier, trop sensible pour entendre pleurer son enfant, mais trop paresseuse pour chercher à savoir pourquoi il pleurait, ne voulut pas renoncer à la sucette, bien qu'à chaque visite je jetasse au feu celle que je trouvais ; sans pleurer, l'enfant s'éteignit de consomption.

Il va sans dire que les appareils vendus par les herboristes et les pharmaciens, composés d'un anneau en os et d'un bout de caoutchouc, appelés également sucettes, sont aussi meurtriers que la sucette albigeoise.

8

Il arrive bien souvent que l'enfant crie, simplement parce qu'il ne veut pas rester dans son berceau, habitué qu'il est à être levé au premier cri pour le promener et le distraire. Il vous est facile de savoir s'il n'a pas d'autre raison de crier, puisque, dès que vous le sortez du berceau, il ne pleure plus. Dans ce cas, empressez-vous de le recoucher et laissez-le crier à son aise ; quand il comprendra que ses cris ne peuvent lui faire avoir ce qu'il demande, il se taira de lui-même, car les cris le fatiguent et personne n'aime se fatiguer vainement. Témoin un de mes petits camarades d'école, qui, furieux d'être enfermé malgré lui, pleure pendant une heure, puis s'arrête et à l'instituteur lui demandant s'il est consolé répond : « Non, je me repose, » et se remet à crier de plus belle.

Les vomissements survenant immédiatement après la tétée indiquent que l'enfant a trop pris de lait. Je vous ai déjà expliqué pourquoi on devait et comment on pouvait les éviter, en diminuant le temps consacré à la tétée.

Quand les vomissements surviennent une demi-heure, une heure après la tétée, en pleine digestion, ils indiquent déjà un état plus grave, un commencement de gastrite, qu'il faut combattre aussitôt et que vous verrez disparaître comme par enchantement si vous le voulez bien. Point n'est besoin de drogues ni de remèdes, accordez tout simplement un peu de repos à l'estomac fatigué, comme vous accorderiez un peu de repos à vos jambes après une longue course. Le repos pour l'estomac consiste à ne pas digérer.

Eloignez donc les heures des repas, portez l'intervalle qui les sépare de deux heures à quatre heures, à six, à huit heures s'il le faut, puis redonnez à téter en petite quantité et observez bien ce qui va se passer. Ou l'enfant vomira encore et il faudra le maintenir à la diète plus longtemps, une journée entière par exemple, ou l'enfant ne vomira plus, et peu à peu, prudemment, vous reviendrez à l'allaitement ordinaire.

Pendant que l'enfant sera privé de lait, donnez-lui, toutes les heures environ, quelques cuillerées d'eau bouillie, refroidie à la température de l'appartement. Cette eau, qui ne fatigue en rien l'estomac, où elle ne fait que passer sans subir aucune digestion, est nécessaire pour calmer la soif de l'enfant et entretenir le cours des urines, point essentiel.

A la moindre atteinte de diarrhée, en été surtout, n'hésitez pas à recourir au même traitement par la suppression absolue, radicale, du lait et l'absorption d'eau bouillie, à l'exclusion de toute autre chose.

Comme ces accidents, vomissements et diarrhée, se rencontrent surtout chez les enfants
nourris au biberon, ne donnez pas d'emblée
du lait pur aux malades que vous venez de
soumettre à la diète hydrique, sans cela vous
verrez reparaître aussitôt vomissements et
diarrhée. Donnez d'abord de l'eau bouillie avec
un nuage de lait, et, à chaque repas augmentant la proportion de lait et diminuant la proportion d'eau, vous arriverez peu à peu à donner du lait pur.

Il est rare que vingt-quatre heures de ce
régime intelligemment conduit n'amènent pas
la guérison ; se fait-elle attendre, appelez votre
médecin, et, s'il vous conseille de persévérer
dans la diète hydrique (diète avec eau) pendant deux ou trois jours, accordez-lui toute
votre confiance. Il la mérite et la santé de
votre enfant est entre de bonnes mains.

Cette médication est vieille comme la médecine, mais elle était trop simple, on l'avait
oubliée, pour courir après des remèdes qui ne
guérissaient pas. Honneur à ceux de mes maîtres qui l'ont remise à la mode !

La constipation, moins alarmante que les
vomissements et la diarrhée, doit cependant
attirer votre attention. Un enfant bien nourri,
aux digestions normales, doit avoir deux et
trois selles dans les vingt-quatre heures et vous

devez en connaître les apparences. Jaunes et molles, elles rappellent les œufs brouillés bien faits. Si l'enfant n'a qu'une selle par vingt-quatre heures, elle sera plus dure et son expulsion sera difficile et douloureuse.

Comment combattre cette constipation? L'enfant élevé au sein restera constipé quoi que vous fassiez, si vous ne vous occupez pas, Madame, de votre propre constipation. De la liberté de votre ventre dépendra la liberté de celui de votre enfant, et ce n'est pas par des poudres et des pilules que vous devez obtenir des selles régulières et abondantes, mais par le régime. Je vous ai expliqué au cours d'une de mes visites que la nouvelle accouchée et la nourrice devaient manger de tout pour avoir beaucoup de lait; maintenant, je vous répète : Mangez de tout, surtout des aliments réputés grossiers, pour avoir beaucoup à évacuer.

Mais l'enfant est élevé au biberon : s'il est constipé, c'est sur son propre intestin qu'il faut agir, par en haut ou par en bas.

Par en haut, donnez de temps à autre, même tous les jours s'il le faut, un peu de magnésie calcinée, délayée dans une cuillerée à soupe d'eau bouillie et très sucrée ; le sucre augmente l'action laxative de la magnésie, dont la dose variera depuis une pelle à sel jusqu'à une cuillère à café, suivant l'âge de l'enfant.

Par en bas, avec une petite poire en caoutchouc, d'une seule pièce si possible, donnez
doucement, sans blesser l'enfant, un petit lavement de glycérine pure, à la dose d'une ou
deux cuillères à café. Si je vous recommande
de ne pas blesser l'enfant en lui donnant un
lavement, c'est que malheureusement le fait se
produit encore assez souvent. Introduisez la
canule de la poire ou de la seringue comme si
vous vouliez la faire ressortir par le nombril.

Le lavement peut être remplacé par un petit
bâtonnet de savon blanc de la grosseur d'un
crayon et long de trois centimètres ; son intro-
duction dans l'anus provoque rapidement une
selle.

Les convulsions, dont le nom seul vous fait
pâlir, Madame, sont souvent liées à une indigestion et disparaissent avec elle. Je vous conseille donc, en attendant l'arrivée du médecin,
qui peut être occupé ailleurs ou habiter au
loin, de débarrasser le tube digestif de votre
enfant des résidus d'aliments qui entretiennent
l'indigestion.

Commencez par administrer un bon lavement et ne vous embarrassez pas de sa compo-
sition : de l'eau bouillie chaude, de l'eau froide
si votre feu n'est pas allumé. Un lavement ne
suffit pas, donnez-en un second plus abondant :
il faut à tout prix débarrasser l'intestin. Puis,

profitez d'un moment de calme entre deux convulsions pour débarrasser l'estomac. Faites boire quelques gorgées d'eau tiède et avec votre doigt, sans brutalité, mais sans faiblesse, et mieux avec une plume de poule que vous aurez soigneusement nettoyée à l'eau bouillante, chatouillez le fond de la gorge jusqu'à provoquer le vomissement. Recommencez deux fois, trois fois, jusqu'à ce que l'eau avalée ressorte à peu près claire.

Pendant que vous procédez à ces évacuations, on vous a fait chauffer de l'eau, et, si le docteur appelé n'est pas encore arrivé, plongez votre enfant dans un bain tiède et maintenez-le dans ce bain pendant une demi-heure, une heure s'il le faut, après quoi, sans l'essuyer, vous le roulerez dans une couverture de laine pour le laisser s'endormir. L'orage est passé.

Parfois, les convulsions sont produites par des causes si futiles qu'il suffit de les connaître pour les rechercher, les supprimer et guérir l'enfant.

Dans une famille où un enfant est sujet aux convulsions, on remarque que ces convulsions surviennent toujours le lundi et le vendredi, le lendemain des jours où la nourrice mercenaire a obtenu quelques heures de liberté. On fait surveiller la nourrice, et on apprend qu'elle se livre à de copieuses libations, sans toutefois se mettre à l'état d'ivresse aiguë; on congédie la nourrice, l'enfant n'a plus de convulsions.

Une épingle piquée trop profondément et traversant un pli de la peau occasionne une irritation suffisante du système nerveux pour faire éclater une convulsion.

Une douleur quelconque, pouvant être faible, mais continue, suffit pour provoquer des convulsions. Dans cet ordre d'idées, j'ai été témoin de deux faits absolument caractéristiques. Les voici.

Pour le premier, j'étais alors tout jeune médecin et arrivé depuis quelques jours dans un misérable poste du Sud-Oranais. Une jeune femme d'origine espagnole m'apporte un enfant de quinze jours et, au milieu de ses larmes, m'explique que depuis la veille son enfant ne dort plus, ne tète plus et que, depuis quelques heures, il a eu plusieurs convulsions. Ces symptômes graves survenus brusquement chez un enfant en parfaite santé, nourri au sein, étaient bien faits pour m'étonner. Autant pour prendre le temps de la réflexion que pour pratiquer un examen complet, j'ordonne de mettre l'enfant tout nu, et je trouve le devant de la poitrine recouvert d'une demi-feuille de papier X... (je ne dirai pas le nom pour ne pas lui faire de la réclame). Qu'il me suffise de vous dire que ce papier, fort à la mode, que tous les phar-

maciens vous vendront sans ordonnance et
vous conseilleront, est aussi efficace que le
cautère sur une jambe de bois. Sur la peau
d'un adulte et même d'un enfant grandelet, il
n'est que désagréable, et je vous parle par expérience, ma bonne mère m'en ayant collé plusieurs boîtes au cours de mes jeunes années;
mais chez mon petit client, il était suffisamment douloureux pour amener des phénomè-
nes qui allaient se terminer par la mort. Sou-
lever le malencontreux emplâtre par un coin
et l'arracher malgré les cris de la mère fut
l'affaire d'une seconde; l'enfant poussa quelques plaintes, puis il s'endormit : il était guéri.
La maman lui avait mis ce papier sur le conseil d'une voisine, sous prétexte qu'il était
enrhumé.

De cette histoire, la morale la voici : n'admi-
nistrez jamais à vos enfants un remède, ni à
l'extérieur, ni à l'intérieur, sans prendre avis
du médecin. Avec les meilleures intentions du
monde, vous ferez toujours du mal à vos enfants si vous écoutez les conseils des commères
du voisinage, de vos amis, de vos parentes et
même de certains commerçants qui arrivent à
vous faire croire qu'il suffit de peser des poudres dans de petites balances et de mettre des
liquides dans de petites fioles pour apprendre
la médecine. Non, l'art de guérir et surtout

l'art d'empêcher les gens de se rendre malades, ne s'apprend pas tout seul, et plus on le pratique, plus on s'aperçoit qu'on a encore beaucoup à apprendre. Si vous ne voulez pas faire appeler le médecin, laissez vos enfants guérir tout seuls par les seules forces de la nature, mais au moins ne les aidez pas à mourir par vos médications ignorantes et fantaisistes.

Nous voilà loin des convulsions, mais j'espère que cette petite digression n'aura pas été inutile ; il me tardait de la placer, le moment m'a paru propice.

Voici le second cas, où j'ai vu des convulsions provoquées par une irritation nerveuse continue, entretenue par une maladie de la peau et sur le point aussi de se terminer par la mort.

Tout récemment, je suis appelé par un de mes camarades arrivé de la veille au régiment pour voir son enfant âgé de six mois. Depuis quelques jours, me dit-il, il a des convulsions qui deviennent de plus en plus fréquentes. Je trouve un enfant nourri au sein et au biberon, de corpulence moyenne, mais la figure et le cuir chevelu disparaissant sous un masque de croûtes de lait sanguinolentes.

Instruit par l'expérience, je soupçonne que l'irritation cutanée peut bien être le point de départ des convulsions et je propose de soigner l'eczéma. Les parents se récrient, car on leur a dit qu'à guérir ces croûtes on s'expose à tuer l'enfant. Une après-midi se passe pendant laquelle l'enfant a dix-neuf convulsions. Pour confirmer mon opinion et imposer mon traitement, je fais appeler mon chef de service en consultation et à nous deux nous mettons l'enfant dans un bain tiède, chose bien simple que les parents n'avaient pas encore osé faire ; puis nous prescrivons un traitement immédiat contre l'eczéma ; les convulsions ne reparurent plus et les croûtes de lait disparurent au grand bénéfice de la santé générale de l'enfant.

L'eczéma de la face du nourrisson, ou croûtes de lait, jouit, suivant les localités, des réputations les plus bizarres : dans certaines campagnes, c'est un certificat de bonne santé produisant une efficace dépuration du sang ; autre part, on vous affirmera que les enfants qui ont des croûtes de lait deviennent plus tard de fort belles personnes, et cette idée a puisé un semblant de vérité dans ce fait que l'eczéma, s'attaquant de préférence aux enfants scrofuleux, à peau fine et rosée, ces enfants devenus adolescents conservent leur peau fine et rosée malgré leur eczéma et non parce qu'ils ont eu de l'eczéma.

Partout, l'opinion extra-médicale est unanime : il ne faut pas y toucher sous peine de voir apparaître les complications les plus redoutables. Moi je vous dis : vous êtes des criminels, si vous condamnez vos enfants à garder des mois entiers ces masques hideux sur la figure, pendant que vous leur attachez les mains pour les empêcher de se gratter, supplice aussi atroce que celui qui consisterait à vous attacher sur votre lit et à vous chatouiller la plante des pieds.

Je viens de vous montrer l'eczéma produisant des convulsions si fréquentes qu'on aurait pu hésiter et les prendre pour de l'épilepsie aiguë ; il est encore la source d'autres méfaits aussi graves que je ne puis analyser dans le cadre de ce modeste opuscule ; qu'il me suffise de vous dire que toute plaie ouverte sur la peau est une porte d'entrée pour la mort par érysipèle, par pneumonie, par infection purulente, par tétanos.

Non seulement vous devez faire soigner les croûtes de lait de vos enfants quand elles se produisent, et rien n'est plus facile au début, mais vous devez aussi les prévenir en donnant à vos enfants une nourriture appropriée à leur âge. Oui, l'eczéma, chez l'enfant comme chez les grandes personnes, provient toujours d'un vice dans l'alimentation. Cependant, me direz-vous, mon enfant vient d'avoir une poussée d'eczéma et, de sa vie, il n'a pris autre chose que le lait de mon sein, aux heures convenables et sans excès puisqu'il n'a jamais vomi.

Parfaitement, cela prouve que vous lui préparez dans votre sein un lait trop échauffant ;
que, dans votre régime, la viande l'emporte
beaucoup sur les végétaux, les féculents ; que
vous êtes encore persuadée que, pour faire une
bonne nourrice, il ne faut pas négliger d'achever votre repas par un demi-verre de bon vin
vieux.

Modifiez votre régime dans le sens que je
vous ai indiqué et vous verrez pâlir et se dessécher rapidement les placards d'eczéma.

Encore faut-il, pour que cet eczéma se développe, une cause accidentelle qui produise la
première déchirure de la peau, c'est-à-dire la
porte d'entrée par où se glisse le germe de la
maladie pour gagner de proche en proche sur
un terrain préparé.

Cette porte d'entrée sera une simple écor-
chure, un furoncle négligé et trop souvent une
blessure barbare faite à l'oreille de l'enfant
pour y suspendre les boucles d'oreille. Les sauvages, eux, en portent dans le nez ; ce n'est pas
plus vilain, question de mode ; mais ce qui fait
leur supériorité sur nous, c'est qu'ils ne se
parent de ces ornements que lorsqu'ils sont
grands, lorsqu'ils veulent plaire.

Vous, vous les imposez à votre fillette souvent même avant qu'elle puisse parler.

Le résultat le plus fréquent et le plus immé-

diat est de déterminer une poussée d'eczéma
qui s'éternise sur l'oreille parce qu'on ne veut
pas supprimer la cause qui la produit; et puis,
on se garderait bien de le soigner : il faut bien
faire sortir les humeurs, ces fameuses humeurs
qui n'ont jamais existé que dans le cerveau des
parents ignorants et sur la peau des pauvres
petits mal nourris.

Cette apparition de l'eczéma après la pose de
boucles d'oreille est si fréquente, qu'à l'époque
où régnait la théorie des humeurs à faire sortir
du corps, on perçait les oreilles même aux petits
garçons qui avaient un peu de conjonctivite,
pour leur donner de l'eczéma de l'oreille, de
sorte qu'un accident, une maladie de la peau
étaient ainsi élevés au rang de remède.

Les vésicatoires permanents ou cautères en-
tretenus sur un bras ou une jambe ne sont que
des plaies sales et puantes qui, sous prétexte
de dépurer le sang, affaiblissent le malade plus
que si on lui faisait tous les jours une petite
saignée de sang pur, sans compter que ces
plaies sont une porte ouverte à toutes les in-
fections, dont les principales sont : la lymphan-
gite et l'érysipèle.

Les vers ont joué un si grand rôle dans les
maladies des enfants, on les a accusés de tels
méfaits, qu'il y a eu une période où on a presque nié leur existence. La vérité est entre les

deux : les vers des enfants existent, mais pas
chez tous les enfants, il s'en faut de beaucoup,
et leur existence n'a rien de mystérieux. Si
vous soupçonnez la présence des vers dans
l'intestin de votre enfant, observez attentivement ses matières plusieurs jours de suite et
vous y trouverez, soit un long ver semblable
à un ver de terre décoloré, soit un amas de
petits vers blancs semblables à des bouts de fin
vermicelle. Les autres espèces sont si rares
qu'il vaut autant ne pas en parler. Montrez le
corps du délit à votre médecin, qui, suivant
l'espèce, prescrira le vermifuge convenable,
bien mieux que le charlatan qui sur la place
publique vous vend son élixir apte à guérir
tous les maux.

Méfiez-vous surtout de la santonine prise à
tort et à travers ; elle a produit plus de désor-
dres que les vers qu'elle était appelée à combattre.

Les vers ne se développent pas tout seuls
dans l'intestin de l'enfant ; ils y arrivent à l'état
d'œufs, de larves, mélangés à l'eau de boisson,
à de la salade mal lavée ou à des fruits ramas-
sés à terre et mangés avec leur peau.

Parmi les maladies évitables, la variole occupe le premier rang grâce à la vaccination.

Vous seriez coupable de ne pas faire vacciner
votre enfant vers la fin du deuxième mois au

plus tard, et même, en temps d'épidémie, c'est dans les premiers jours qui suivront sa naissance que vous le ferez vacciner.

Vous pouvez, vous devez même l'immuniser avant qu'il naisse en vous faisant revacciner vous-même.

N'oubliez pas que le vaccin ne préserve de la variole que pendant un laps de temps assez court, qui dépasse rarement dix ans. Il faut donc se faire revacciner tous les dix ans et chaque fois qu'éclate une épidémie.

ONZIÈME VISITE

Premiers soins à donner à une blessure. — Isolement des malades. — Désinfection des matières, des crachats, du linge sale, de la literie, de la chambre.

En présence d'une blessure superficielle et même d'une blessure plus grave, en attendant l'arrivée du médecin, dites-vous bien que la peau de l'enfant ne demande qu'à se recoller avec la plus grande rapidité. Inutile de hâter le travail de cicatrisation par des onguents, des huiles, des baumes; vous ne feriez qu'entraver les voies de la nature. Pour aider celle-ci, voici ce que vous devez faire.

Au lieu de vous précipiter, affolée, sur la plaie pour la couvrir et l'étancher avec le premier linge qui vous tombe sous la main, occupez-vous de mettre sur le feu de l'eau bouillir dans un récipient bien propre. Mettez dans cette eau le linge usagé qui doit vous servir à faire le pansement, divisé en plusieurs morceaux; faites bouillir le tout dix minutes.

9

Faites refroidir au bain-marie sans ajouter de l'eau froide. Pendant ce temps vous vous savonnez les mains vigoureusement à plusieurs reprises. Prenant alors les morceaux de linge bouillis dans l'eau aussi chaude que possible, frottez-les sur du savon et nettoyez les alentours de la plaie, toute la main si un doigt est blessé, puis, avec un nouveau morceau de linge propre, nettoyez la plaie elle-même. Terminez en couvrant la plaie largement de plusieurs épaisseurs de linge bouilli, recouvrez ce linge de coton, et fixez le coton par quelques tours de bande ou un linge sec bien ajusté.

Si vous avez fait ce pansement proprement, il peut rester en place quatre, cinq, six jours, l'enfant ne souffrira pas; quand vous l'enlèverez, la blessure sera guérie. Cependant, si le lendemain l'enfant souffre, se plaint de sa blessure, le pansement n'a pas été assez propre, il faut le recommencer, et, pour que les linges ne collent pas à la plaie, avant de les défaire, arrosez-les largement d'eau bouillie.

Si la partie blessée le permet, mains ou pieds, faites prendre un bain d'eau bouillie aussi chaude qu'elle pourra être supportée.

Les petites plaies que peuvent se faire les enfants au cours de leurs jeux ne saignent pas de façon à nous inspirer des inquiétudes; l'hémorragie s'arrête bientôt d'elle-même; ne vous en préoccupez donc pas, ne pensez qu'à bien nettoyer la plaie et à la mettre à l'abri des souillures ultérieures.

Un de vos enfants tombe malade, n'hésitez pas à le séparer de ses frères et sœurs pour éviter la contagion. Toutes les maladies ou presque toutes sont contagieuses et, au début d'un simple malaise, vous ne savez pas si vous aurez à faire à une angine, à une fièvre éruptive ou à une banale indigestion. Dans le doute, isolez le petit malade.

Si les commodités de votre logement le permettent, réservez toute une chambre au malade et défendez-en rigoureusement l'entrée à toute personne qui n'est pas appelée à le soigner. Sous prétexte de visite, de distraction pour l'enfant, ne laissez pas s'installer auprès de lui quelque vieille commère bavarde qui le fatigue de ses papotages ; le malade a besoin de repos physique et moral, ne le laissez approcher que par des personnes qui lui sont sympathiques et dont la figure le réjouit.

Si l'exiguïté de votre logement ne vous permet pas d'enlever le malade d'une chambre commune, faites le vide autour de son berceau. Quelques chaises, une table, reliées entre elles par des cordes, suffiront pour dresser une barrière que les autres habitants de la chambre ne devront pas franchir. Cet isolement, si gros-

sier qu'il paraisse, suffira bien souvent, car la
contagion s'exerce surtout par le contact avec
le malade lui-même plutôt que par l'air qui
l'environne.

Ces précautions seront inutiles si vous n'évi-
tez pas de servir d'intermédiaire entre le malade et le restant de la famille. Pour cela, il
faudra redoubler de soins de propreté et ne
jamais sortir du cercle d'isolement sans vous
laver les mains à l'eau chaude et au savon.
Pendant toute la durée de la maladie, sachez
vous priver des caresses des petits qui vous
entourent, donnez-leur les soins strictement
nécessaires, mais sans les dorloter, les prendre
sur vos genoux, où ils seraient en contact avec
vos habits, qui eux-mêmes auront touché le
petit malade. Faites encore mieux, et, comme
les infirmières de nos hôpitaux d'enfants, qui
revêtent une longue blouse de toile, mettez par-
dessus vos habits une chemise de nuit, chaque
fois que vous aurez à manier le malade. Ce ne
sera certes pas d'une coquetterie raffinée, mais
songe-t-on à être coquette quand on a un enfant malade et les autres en danger de le
devenir !

Les ustensiles de cuisine qui servent au
malade ne doivent servir qu'à lui seul tout le
temps que dure la maladie ; ils seront nettoyés
à part au lessif bouillant et essuyés avec un
linge particulier.

Les linges souillés par lui, draps de lit, chemises, serviettes, mouchoirs, doivent être blanchis à part ou du moins être désinfectés avant d'aller à la lessive commune. Rien de plus simple que cette désinfection. A mesure que vous retirez du linge sale d'auprès du malade, mettez ce linge dans un chaudron, une marmite contenant de l'eau savonneuse, faites bouillir pendant un quart d'heure dans cette eau ; il n'existe plus aucun danger de contagion.

Les matières, les urines rendues par le malade doivent disparaître rapidement de la chambre, et, si vous n'avez pas de latrines, comme cela arrive encore trop souvent à la campagne, enfouissez-les dans un coin de votre champ et recouvrez-les d'une poignée de chaux vive au lieu de les jeter à même dans la rue ou de les répandre sur le fumier, d'où les poules et les chiens en rapporteront des débris à leurs pattes dans toute la maison.

Il en est de même pour les crachats, les vomissements, que vous recueillerez dans un vase, bol ou verre, facile à nettoyer par l'eau bouillante.

Pour les crachats en particulier, si vos petits malades sont assez grands pour savoir cracher, habituez-les à cracher dans un récipient que vous viderez au feu, au lieu de les faire cracher dans des mouchoirs, des serviettes, qui sont dégoûtants à manier et laissent des parcelles de crachats sur les draps, les oreillers, les couvertures.

Un crachoir bien pratique a été employé sous mes yeux par une mère de famille intelligente, qui, atteinte de bronchite, crachait elle-même beaucoup. C'est une simple feuille de papier un peu épais qu'elle avait déposée sur une assiette creuse ; quand elle jugeait le papier suffisamment chargé, elle le jetait dans le feu. Dans un appartement des plus exigus, elle a ainsi évité de communiquer sa bronchite à son mari et à ses deux enfants. Voilà un crachoir pratique, bien facile à nettoyer et surtout économique. Je vous engage à vous en servir, et même à donner à la feuille de papier une forme de petite caisse ou boîte, au fond de laquelle les crachats sont dissimulés à la vue. Vous pouvez employer au même usage les sacs en papier, les boîtes en carton que vos divers fournisseurs vous livrent chaque jour. Le feu, qui purifie tout, vous évitera le lessivage du linge et vos mains ne resteront que plus propres.

La maladie terminée, votre médecin vous indiquera s'il y a lieu de procéder à la désinfection générale de la literie et de la chambre. Suivez scrupuleusement ses conseils et vous

n'aurez pas le regret de voir deux, trois de vos
enfants à plusieurs années d'intervalle contrac-
ter la diphtérie dans une chambre dont on
aura négligé de désinfecter les tentures ou de
changer la tapisserie.

A propos de tentures et de rideaux, qu'il y en
ait le moins possible dans la chambre de vos
enfants ; ce sont des nids à insectes et à pous-
sière, c'est-à-dire à microbes. Les murs blanchis à la chaux sont les plus sains et les plus
faciles à désinfecter en y passant tous les ans
un nouveau lait de chaux.

DOUZIÈME VISITE

Premiers pas de l'enfant. — Première éducation. — Première instruction. — De l'école.

L'enfant est à peine sorti de ses langes que la maman voudrait le voir marcher. Sous prétexte qu'il remue ses jambes, elle croit qu'il va se mettre à courir, et vingt fois par jour elle le pose à terre, et, le soutenant sous les bras, se donne l'illusion de lui avoir fait faire quelques pas, de lui avoir appris à marcher. On ne doit pas plus apprendre à l'enfant à marcher qu'on ne lui a appris à téter, à respirer, à pleurer.

Les jambes de l'enfant ne seront capables de supporter le poids de tout le corps qu'après avoir acquis elles-mêmes assez de vigueur. Leur imposer cette fatigue prématurément alors que les os sont encore trop mous, les muscles trop flasques, c'est vous exposer à leur voir prendre ces formes vicieuses qui vous préoccupaient tant lorsque l'enfant était encore au maillot.

Deuxième erreur préjudiciable à l'enfant qui résulte de votre fureur à vouloir corriger la nature, à vouloir l'aider.

Laissez-le grandir, se fortifier, et vous serez tout étonnée de le voir un jour faire ses premiers pas sans que personne lui ait appris.

Au lieu de promener votre enfant au bout d'une lisière, ou de le mettre dans un chariot roulant où il se livre à toute sorte de mouvements désordonnés sachant qu'il ne peut tomber, abandonnez-le sur un tapis dans un coin de l'appartement, sur un linge étendu en plein air. Là, il apprendra tout seul à se rouler, à se mettre sur son séant, à marcher sur ses genoux, et un beau jour il se redressera tout seul sur ses pieds : ce ne sera que pour un instant, et, perdant l'équilibre, il se retrouvera bientôt sur son derrière.

Il ne peut se faire aucun mal en tombant ainsi de sa hauteur, et, si vous ne l'alarmez pas vous-même, il sera le premier à rire de sa chute.

Avez-vous assisté aux premiers pas des jeunes animaux qui vous entourent ? Leur marche n'est-elle pas une série de chutes, de culbutes ? Se sont-ils jamais cassé un membre, donné une bosse au front, une entorse aux reins ? Et cependant, ils n'ont ni bourrelet autour de la tête, ni corselet autour des reins. Pourquoi voulez-vous que l'homme, ce roi de la création, soit plus mal partagé que les petits des bêtes ?

Jean-Jacques Rousseau, dans son *Emile*, rapporte une coutume des vieux Péruviens et regrette de ne plus la voir employée. Elle consistait à mettre les enfants dans un trou fait en terre et garni de linges, dans lequel ils les descendaient jusqu'à la moitié du corps ; de cette façon ils avaient les bras libres et ils pouvaient mouvoir leur tête et fléchir leur corps à volonté, sans tomber et sans se blesser. Nous n'avons pas beaucoup de détails sur la façon dont les vieux Péruviens établissaient ces trous et quelle y était la position des enfants qu'on y descendait. Il semble cependant qu'ils devaient s'y trouver debout sur leurs jambes dans un trou assez étroit pour ne pouvoir ni s'y asseoir, ni s'y rouler.

Ce n'est pas ainsi que je le comprendrais et voici comment ce trou me paraîtrait pratique. Une grande cuvette qui aurait environ un mètre de diamètre au fond et dont les bords, légèrement évasés, auraient une hauteur suffisante suivant l'âge de l'enfant, pour l'empêcher d'en sortir en se traînant à quatre pattes.

J'avoue que ce système serait peu pratique dans un appartement de grande ville, mais ne pourrait-on pas remplacer le trou fait en terre par un très grand berceau bien rembourré où l'enfant aurait la liberté de se mouvoir à l'aise et sans danger. On pourrait encore utiliser dans ce sens le coin d'une pièce barrée par une planche qui enfermerait l'enfant dans un espace triangulaire d'où il ne pourrait sortir.

Voici la description d'un petit manège à bébés, construit par mon camarade et ami le médecin-major Solmon, pour l'usage de ses propres enfants; je le remercie de m'avoir permis de le faire connaître à mes lectrices :

« Prenez, dit-il, une caisse à claire-voie, de parois bien lisses pour éviter toute écharde — dimension : 1 m. 30 de long sur 0 m. 90 de large et 0 m. 65 environ de hauteur, — garnissez le fond d'un tapis de feutre épais qui sera tous les jours lavé, séché, aéré (mieux encore, ayez-en un double jeu, qui facilitera cette manipulation) ; que les bords supérieurs de votre caisse soient garnis à l'intérieur d'un rembourrage feutré en forme de bande d'environ 0 m. 20 de hauteur ; — ajoutez deux poignées extérieures.

« Vous avez ainsi une jolie petite chambre portative où le bambin jouera à l'aise, s'étendra, se roulera, fera l'essai de ses petits muscles, s'asseyant, avançant à quatre pattes, et bientôt, droit sur ses jambes, marchant, à la grande joie de la maman ; pas de bretelles, pas de bourrelet à la tête, pas de panier ou de chaise gênante.

« En Algérie comme ici, à Dieppe, plusieurs
familles ont usé de *mon petit manège à bébés* et
en ont été ravies : une Anglaise surtout était
enthousiaste de cette *caisse à lapins.*

« Frères et sœurs plus ou moins grands viendront jouer autour ; leur bonheur (et le seul
danger) sera d'enjamber pour jouer dedans
avec le poupon ravi.

« De longues semaines encore après que
celui-ci saura marcher, la maman aura l'avantage de le conserver ainsi sous sa surveillance
immédiate et sans en être embarrassée, sans
avoir les bras liés, aux instants où les soins du
ménage, la toilette des plus grands réclame-
ront toute son activité. »

Quelques mois sont passés, l'enfant a grandi,
il ne marche plus, il court tout le temps.

Nouvel effroi de la mère, qui, d'abord impa-
tiente de le voir marcher, tremble maintenant
de le voir courir. Elle a peur des chutes, elle
a peur de le voir suer, puis se refroidir. Elle ne
comprend pas que ce besoin de mouvement,
de dépense, est instinctif chez l'enfant. En le
laissant se manifester librement, il y aura toujours un équilibre parfait entre tous les organes ; le cœur battra plus vite mais sans s'affo-
ler, le poumon respirera plus largement sans
s'essouffler, la peau ne se couvrira pas de sueur
pour une course de quelques minutes.

Sans vouloir faire de tous nos enfants des coureurs comparables aux traîneurs de pousse-pousse des pays jaunes, j'estime qu'il faut les exciter à courir le plus souvent possible, au lieu de le leur défendre.

C'est la gymnastique la plus naturelle, qui met en jeu en même temps tous les muscles du corps, aussi bien ceux qui servent à la marche que ceux qui aident la respiration et la circulation.

De plus, elle a cet avantage sur la gymnastique avec des appareils, qu'elle est à la portée de tout le monde et qu'elle se fait forcément en plein air.

Autant vous devez laisser à la bonne nature le soin du développement physique de votre enfant, autant vous surveillerez l'éveil de son intelligence, pour la diriger sans rien laisser au hasard. Cet éveil est beaucoup plus précoce qu'on ne le croit généralement. D'une bonne direction imprimée dès le début peut dépendre le caractère de l'enfant pour toute sa vie.

Dès le berceau, il comprend que, pour vous imposer ses caprices, il n'a qu'à pousser des cris et que par énervement vous lui donnerez tout ce qu'il demande. Si vous ne réagissez pas de très bonne heure, vous l'habituez à ne vouloir se passer de rien et quand vous serez obligée de lui refuser quelque chose, il se croira

malheureux et tyrannisé. Quand, au contact
des choses et des hommes, il verra que d'autres
intérêts passent avant les siens, il sera désarmé
et révolté.

Ne l'habituez donc pas à croire qu'il suffit
de crier pour tout obtenir. Point n'est besoin,
pour refuser de contenter un caprice, de vous
mettre en colère et de le menacer du fouet;
votre calme, votre silence auront bien plus de
force et en imposeront davantage à l'enfant.
Trop jeune pour analyser vos sentiments et les
motifs de votre refus, il saura que, quand vous
avez dit non, c'est non, et son esprit mobile
oubliera l'objet demandé, alors que votre colère
et vos menaces le lui auraient rappelé avec
plus de précision. D'autant plus que l'enfant
prend un malin plaisir à faire mettre en colère
une grande personne; sa vanité est satisfaite
de voir que, dans sa faiblesse, il a une si grande
action sur la toute-puissance dont l'homme
est à ses yeux l'image. Pour l'enfant, l'homme
fait n'est-il pas omnipotent, puisqu'il paraît
aller et venir à sa guise sans que personne le
commande? L'enfant ne connaît pas les mobi-
les qui nous font mouvoir et croit que toutes
nos actions sont soumises à notre seule volonté.

Ne cherchez pas non plus à vous faire obéir
de vos enfants en leur faisant peur, en les me-
naçant sans cesse d'un être imaginaire, qui va

venir les prendre et les emporter, s'ils ne sont
pas sages. L'hystérie, l'épilepsie, n'ont pas besoin que vous les aidiez à se développer sur
des systèmes nerveux si impressionnables, et
on a souvent vu les premières crises se manifester à la suite d'une terreur folle provoquée
par l'apparition fortuite d'un ramoneur ou
d'un mendiant à besace devant un enfant laissé
seul quelques secondes.

Que, dans vos contes, il n'y ait pas de mauvaise et vieille fée, de génie malfaisant, de
forêts peuplées de bêtes féroces, que tout se
passe, au contraire, parmi des personnages
bienfaisants et très beaux, dans les jardins en-
soleillés, pleins de bêtes utiles et caressantes,
de fleurs et de fruits bons à manger ; que chacune de vos histoires soit la mise en scène
d'une bonne action accomplie par des personnages que l'enfant voit autour de lui. Qu'il
n'entende parler que de gens qui s'entr'aident,
qui se portent secours, qui recueillent et soi-
gnent un malheureux animal abandonné. Cela
ne vaudra-t-il pas mieux que de leur farcir la
mémoire des histoires de brigands célèbres
ou de l'ogre qui se nourrit de la chair fraîche
des petits enfants.

Prévenez-les, non contre les dangers des ténèbres qui n'existent pas, mais contre ceux
trop réels de l'eau, de l'incendie, des véhicu-

les qui sillonnent la route. Quand vous l'avez
couché dans son berceau, et que vous le quittez
un instant sans lumière, ne lui dites pas :
« N'aie pas peur, je reviens dans un instant » ;
sans cela, au moindre craquement d'un meu-
ble, il croit que l'Inconnu dont il ne faut pas
avoir peur est là qui va le saisir et l'emporter.
La peur n'est pas un sentiment naturel, c'est
un produit de l'éducation. Si on n'apprenait
pas à l'enfant que le feu brûle, il ne le saurait
qu'après en avoir fait l'expérience ; il ne devrait
donc jamais avoir peur des ténèbres, de la soli-
tude, de l'Inconnu, si on ne les peuplait pas à
ses yeux de dangers imaginaires.

Le cerveau de l'enfant est une cire molle qui
se laissera pétrir à votre gré si vous savez vous
y prendre. Aussi ne puis-je me défendre d'un
sentiment de compassion envers ces parents
qui, devant des bambins de deux ou trois ans,
quelquefois moins, me disent : « Docteur, il ne
veut pas. » Oui ! tous les jours je vois des enfants qui ne veulent pas montrer leur langue,
qui ne veulent pas rester au lit, qui ne veulent
pas avaler une cuillerée de potion. Vous n'avez
pas remarqué comment les enfants arrivent à
ne pas vouloir, je vais vous l'apprendre. Quand
je dis à un petit bonhomme : « Montre ta
langue, » la maman se hâte d'ajouter : « Montre, le Monsieur ne te fera pas de mal. » C'est

fini, l'enfant est averti de la possibilité d'un mal à subir, il s'obstine à fermer la bouche, et, si je tiens absolument à voir sa langue ou à examiner sa gorge, je dois employer la force et, quelques précautions que je prenne, cela ne va pas sans quelque douleur.

Autre exemple. Je viens de prescrire une potion quelconque : « Comment allons-nous faire, s'écrie la grand'mère ; ma fille, quand elle était jeune, n'a jamais pu avaler un remède et cet enfant ressemble tant à sa mère ! » — « Bon, se dit le mioche, je vais faire comme petite mère, je ne prendrai pas le remède. » Vous pouvez vous préparer à le lui faire avaler de force, en lui bouchant les narines.

L'enfant est avide d'apprendre, il ne sait rien, il veut tout savoir, de là ses questions incessantes sur tout ce qui l'entoure, sur tout ce qu'il voit faire. Il accepte avec une entière confiance toutes les explications que vous lui donnez, aussi vous vous efforcerez de lui donner des réponses justes. Quand vous ne voudrez ou ne pourrez pas répondre, retranchez-vous derrière votre propre ignorance, plutôt que de lui reprocher sa curiosité ou de lui mentir.

Il oubliera alors la question posée, au lieu qu'une réponse dans le genre de celle-ci : « Tu est trop curieux, » accompagnée d'un sourire

10

que vous croyez malin, l'excitera à s'adresser à d'autres personnes, à un camarade plus âgé, pour avoir l'explication refusée.

Mentir à un enfant, vous n'en auriez jamais le courage si vous aviez senti comme moi l'importance qu'un gamin de quatre ans attachait à la moindre de mes paroles.

Un jour, je promenais dans la campagne une charretée d'enfants; la route courait droit sur une colline à pic qu'elle côtoyait ensuite. « Comment allons-nous faire pour passer? » me demanda René, le plus jeune de la bande. « Le cheval va sauter avec la voiture par-dessus la montagne. » Sourire incrédule de la sœur aînée, sept ans, qui proteste. « Eh bien, Louisette, si tu ne crois pas ce que dit le docteur! »

Il aurait fallu entendre de quel air indigné le bonhomme avait apostrophé sa sœur. Depuis ce jour, je me suis promis de ne jamais mentir à un enfant.

Surtout n'abdiquez pas devant lui toute autorité en répétant sans cesse : « Nous ne pouvons rien en faire et bientôt nous le mettrons en pension, là on le dressera. » Pauvre enfant que n'ont pas pu rendre souple et aimant les caresses d'une mère et qu'on menace de la prison sous la férule du pion !

Plutôt pour s'en débarrasser que pour les

faire instruire, on envoie les tout petits à l'école. Dès qu'un enfant est assez grand pour demander à être torché en cas d'accident, on l'expédie à l'asile, à l'école maternelle. Qu'est-ce qu'il y apprend? Rien, si ce n'est quelque fable qu'il bredouille sans en comprendre le sens caché sous les fioritures du style, à la grande admiration de ses parents et au grand ennui des amis de la maison, qui essuyent le talent neuf du jeune monologuiste.

Qu'est-ce qu'il y prend? Tout ce qui est mauvais, de la vermine d'abord, toutes les fièvres éruptives, de mauvaises façons de parler, des leçons de vanité s'il a la chance de bredouiller sa fable moins inintelligiblement que ses petits camarades.

Qu'est-ce qu'il y perd? Tout ce qui serait bon pour lui, le grand air, les jeux en plein soleil, les soins et les caresses de sa mère, dont il a besoin à tout instant de la journée.

Laissez l'enfant pendant de longues années se mettre en relation avec la forme et la réalité des objets qui l'environnent, qui exercent et développent ses sens, avant de lui apprendre les rapports du sujet avec le verbe et des Hébreux avec les Egyptiens.

Partisan convaincu du perfectionnement de la race humaine, par l'instruction répandue partout à profusion, par la mise à la portée de

tous les esprits des grandes vérités scientifiques, quand une maman se plaint devant moi
que son enfant ne veut pas aller à l'école, je
prends l'enfant par la main, je l'attire près de
moi, et du ton le plus sérieux, le plus convaincu : « Tu as raison de ne pas vouloir aller
à l'école ; quand ta maman voudra t'y conduire,
tu lui diras : le Docteur l'a défendu, je suis
trop petit. »

Le bonhomme comprend que je suis un ami
et m'accorde toute sa confiance.

Je voudrais, Madame, avoir aussi conquis la
vôtre.

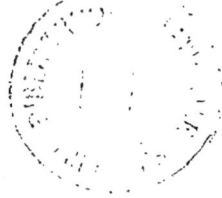

CONCLUSION

Je me suis efforcé, au courant de ces causeries, de vous montrer qu'il était facile d'élever des enfants sans avoir recours à des méthodes bien compliquées. Autant que possible, j'ai voulu vous apprendre à suivre les voies de la nature. En commençant, je m'étais promis de ne vous recommander l'usage d'aucun remède, et je me suis tenu parole ou à peu près.

J'ai essayé aussi de ne pas vous présenter un simple extrait des livres des Maîtres, me taillant ainsi à peu de frais une petite réputation de savant.

J'ai voulu vous montrer, vous faire comprendre qu'avec les meilleures intentions du monde, on fait souvent plus de mal que de bien. Ai-je réussi ?

En terminant, je vous dirai : « Pour que vos enfants se portent bien, aimez-les tout bêtement, et même, supprimant tout, je dis, aimez-les bêtement, oui, Madame, bêtement, à la façon des bêtes, dont les petits ne sont jamais malades. »

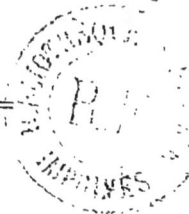

TABLE DES MATIÈRES

DIXIÈME VISITE

ONZIÈME VISITE

DOUZIÈME VISITE

TABLE ALPHABÉTIQUE

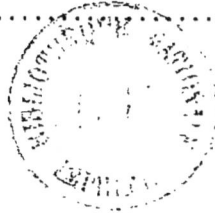

Albi. — IMPRIMERIE COOPÉRATIVE DU SUD-OUEST

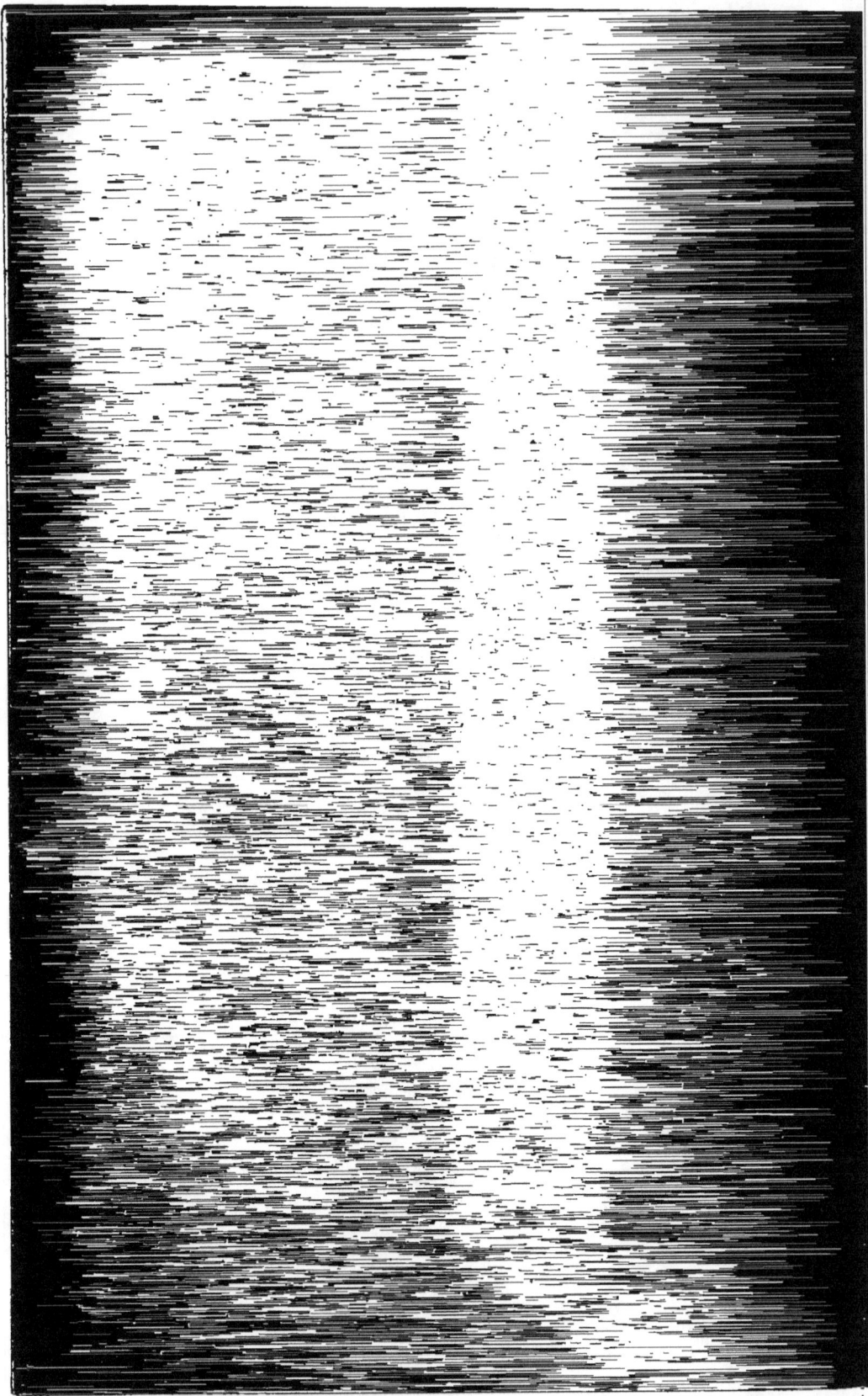